Hüftschule

Das Erfolgsprogramm für Jung und Alt

Georg Haupt
Dr. med. Thomas Horstmann

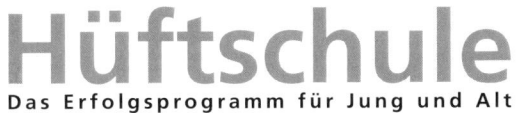

AF199299

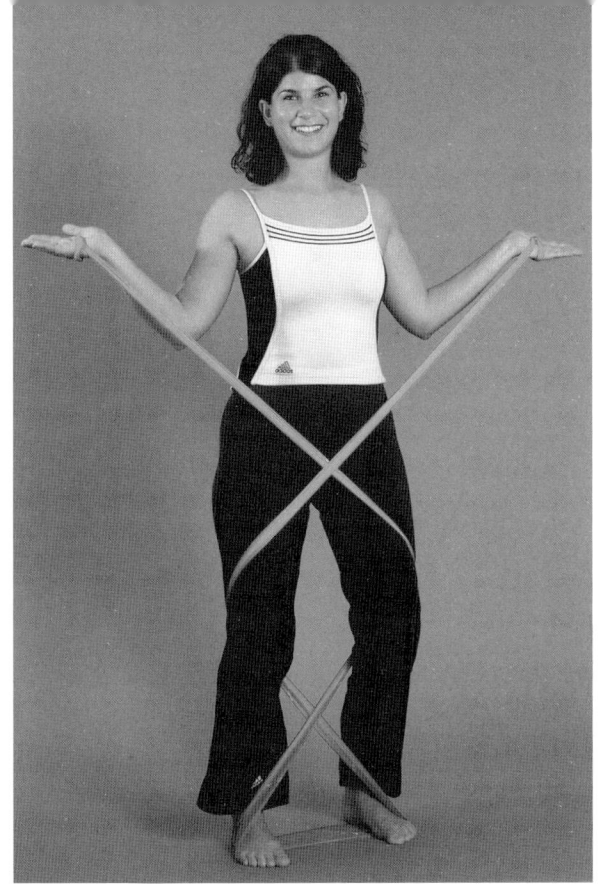

Georg Haupt
Dr. med. Thomas Horstmann

Hüftschule

Das Erfolgsprogramm für Jung und Alt

hofmann.

Bibliografische Information der Deutschen Nationalbibliothek
Die Deutsche Nationalbibliothek verzeichnet diese Publikation in der Deutschen
Nationalbibliografie; detaillierte bibliografische Daten sind im Internet über
http://dnb.d-nb.de abrufbar.

Für Pia
Claudia, Isabelle, Catalin und Tessa-Pauline

Bestellnummer 3163

3. Auflage 2009
letzte veränderte Auflage: 2., verbesserte Auflage 2003

Konzeption und Layout: Olschewski Grafik & Gestaltung, Reutlingen
Fotos: Thomas Müller, Tübingen

Vielen Dank den Modells Margarethe Galluschke und Caro Schaich,
sowie Agathe Scheurer für ihre ausdauernde Unterstützung.

Druck: Mediaprint Informationstechnologie GmbH, Paderborn
Printed in Germany • ISBN 978-3-7780-3162-9

Vorwort

Die große und zunehmende Zahl von Patienten mit Hüftgelenksarthrose und der Zustand nach endoprothetischem Ersatz des Hüftgelenkes hat die beiden Autoren Georg Haupt und Thomas Horstmann dazu veranlasst, 1995 „Hüftsportgruppen" zu gründen und zu betreuen. Dabei konnten sie erleben, dass nicht nur ein außerordentlich großer Bedarf nach solchen kontrollierten Übungsgruppen besteht, sondern es wurde darüber hinaus vielfach der Wunsch nach einer verständlichen Anleitung zum selbstständigen Üben laut.

Aufgrund der in den Hüftsportgruppen gemachten Erfahrung und durch eine Reihe von wissenschaftlichen Untersuchungen an Hüftarthrosepatienten ist dieses Buch entstanden. Es soll den Betroffenen die Möglichkeit geben, Übungen und Maßnahmen, die sie in Hüftschulen erlernen, nachzulesen und regelmäßig anzuwenden.

Ärzten, Therapeuten, Trainern und Übungsleitern soll das Buch als Ansporn dienen, die Initiative zu ergreifen und eine solche Gruppe anzubieten.
Ich bin sicher, dass die Hüftschule vielen Patienten helfen wird, besser mit ihrer Einschränkung umzugehen und gleichzeitig doch die maximal mögliche Lebensqualität durch gezielte Prävention und Rehabilitation zu erreichen.

Univ. Prof. Dr. H.-H. Dickhuth

Präsident der Deutschen Gesellschaft für Sportmedizin und Prävention
Freiburg im August 2002

Inhalt

Therapeutische Übungen

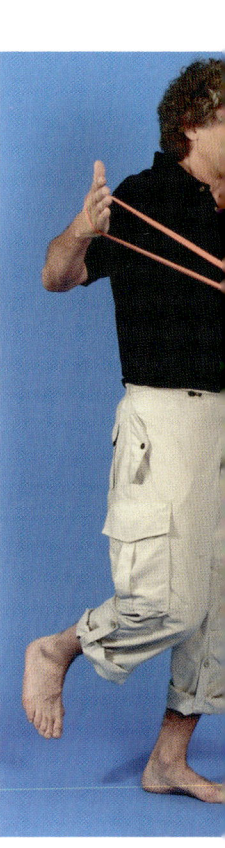

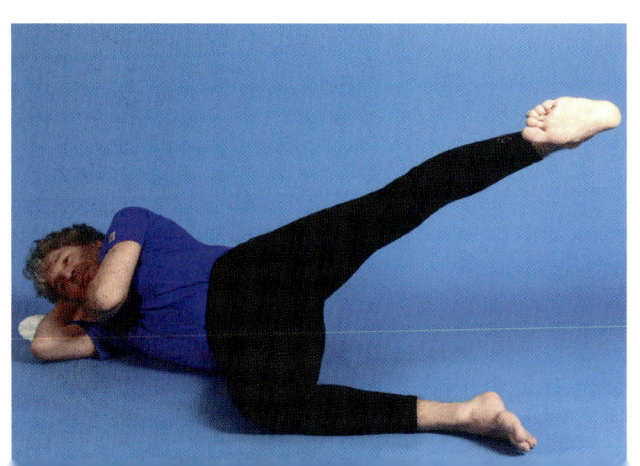

Einleitung

Vorbeugen ist besser als Heilen! Wer rastet der rostet!
Wer kennt diese Sprichwörter nicht, doch fehlt nicht auch Ihnen oft der
Wille es anzupacken?

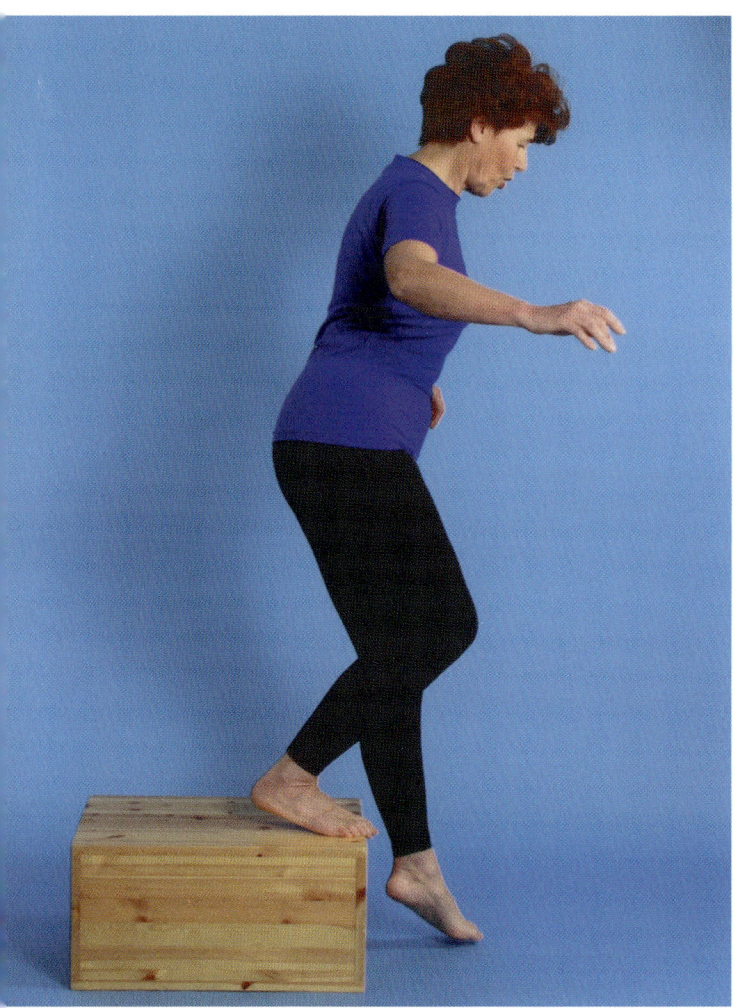

Meistens wird mit Bewegungstraining erst begonnen, wenn schon die Probleme aufgetreten sind. Kreuzschmerzen, ein Schmerz in der Leiste oder ausstrahlend bis zum Knie auf der Oberschenkelvorderseite sind erste Zeichen. Die Ursachen für diese Schmerzen sind oftmals Abnutzungserscheinungen im Hüftgelenk. Diese sind ein natürlicher Prozess und gehören zum Älterwerden. Zu schnelles und zu frühes Altern kann jedoch vermieden werden.

Je früher Sie mit einem gesundheitsfördernden Bewegungsprogramm beginnen, desto länger bleiben Sie leistungsfähig, beweglich und schmerzfrei. Dies gilt nicht nur für die Patienten mit Gelenkverschleiß, sondern auch für die jährlich 150000 Patienten (in Deutschland), denen ein künstliches Hüftgelenk eingepflanzt wird. Denn mit der Operation und anschließender Rehabilitation ist der alte Zustand lange nicht wiederhergestellt.

Ärzte und Therapeuten sehen sich zunehmend zwei therapeutischen Tendenzen gegenüber. Auf der einen Seite wird das Alter der Patienten immer höher, da auch über 80-Jährige endoprothetisch versorgt werden; auf der anderen Seite wird die Indikation durch neue nicht zementierte Verankerungstechniken häufiger früher gestellt. Robotergestützte Implantation der Prothesen, Kurzprothesen oder die Fertigung von computerdesignten Prothesen (Abb.) stellen die neusten Entwicklungen dar.

Bei diesen jüngeren, körperlich aktiven Patienten ist der Anspruch an das prothesenversorgte Gelenk höher, teilweise spielt schon bei der Indikationsstellung für eine endoprothetische Versorgung der Wunsch des Patienten, wieder sportlich aktiver zu werden, eine Rolle. Aber auch im mittleren und höheren Alter wird Lebensqualität häufig mit Bewegungsqualität gleichgesetzt. Der Operateur und weiterbehandelnde Arzt wird zunehmend mit der Frage der Sportfähigkeit nach Hüftendoprothesenversorgung konfrontiert. Zur Beurteilung der sportlichen Belastbarkeit sind die Voraussetzungen von Seiten des Gelenkersatzes sowie des Haltungs- und Bewegungssystems zu überprüfen. Die Sportfähigkeit muss weiterhin das spezifische Bewegungsmuster der sportlichen Belastung berücksichtigen, gegebenenfalls müssen Modifikationen erfolgen.

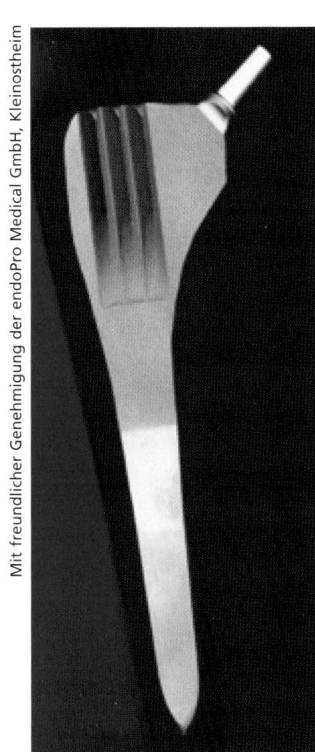

Mit freundlicher Genehmigung der endoPro Medical GmbH, Kleinostheim

Adaptiva-Prothese

Wissenschaftlich fundierte und überprüfte Übungen helfen im Alltag sich schmerzfreier zu belasten. Üben müssen Sie aber selbst und das möglichst täglich. Der Erfolg wird sich bald einstellen und das bei geringem Aufwand. Da der Anreiz und die Kontrolle in der Gruppe jedoch deutlich höher sind, haben wir spezielle Hüftsportgruppen gegründet, in denen die Patienten einmal die Woche zusammenkommen. Diese Eigeninitiative und kostengünstige Behandlungsformen werden bei steigenden Gesundheitskosten und Zunahme der Erkrankungen in der älter werdenden Bevölkerung immer mehr an Bedeutung gewinnen. Sie müssen als oberstes Ziel die Wiederherstellung und Erhaltung der Muskelkraft, Kraftausdauer, Koordination und aeroben/anaeroben Ausdauer neben einer gesteigerten Gelenkbeweglichkeit haben.

Dieses Buch soll den Betroffenen ein täglicher Begleiter bei ihren Übungseinheiten sein. Therapeuten, Trainern und Sportlehrern soll es als Anregung dienen, Gruppen zu gründen und Patienten auszubilden ein geeignetes Training durchzuführen.

Sportmedizinische Grundlagen

Die Skelettmuskulatur

Sie dient zum einen zur Erhaltung der verschiedenen Körperpositionen, wie beim Stehen und Sitzen, und zum anderen der Fortbewegung.

Eine gut trainierte Muskulatur entlastet die einzelnen Bestandteile des Gelenks. Abgeschwächte und schnell ermüdende Muskeln führen zu einer hohen Gelenkbelastung, die der Gelenkentzündung und dem Schmerz Vorschub leistet. Es liegt deshalb nahe, Muskelkräftigung, Ermüdungswiderstandsfähigkeit und Dehnfähigkeit der hüftumgreifenden Muskulatur bei der Rehabilitation der Coxarthrose eine große Bedeutung beizumessen. Krankengymnastische Behandlung von Hüftarthrosepatienten beeinflusst die Beweglichkeit und Bewältigung der Schmerzen positiv und kann die Operation auf Jahre hinausschieben. Zudem schwächen präoperativ trainierte Muskeln langsamer ab und erholen sich nach der Operation schneller.

Kraft und Kraftausdauer

Der zunehmende Gelenkverschleiß und Muskelabbau führt zu Defiziten in der Maximalkraft von 150% und der Kraftausdauer von 200%, die vor der Operation am höchsten sind. Nach abgeschlossener Rehabilitation bis 6 Monate nach der

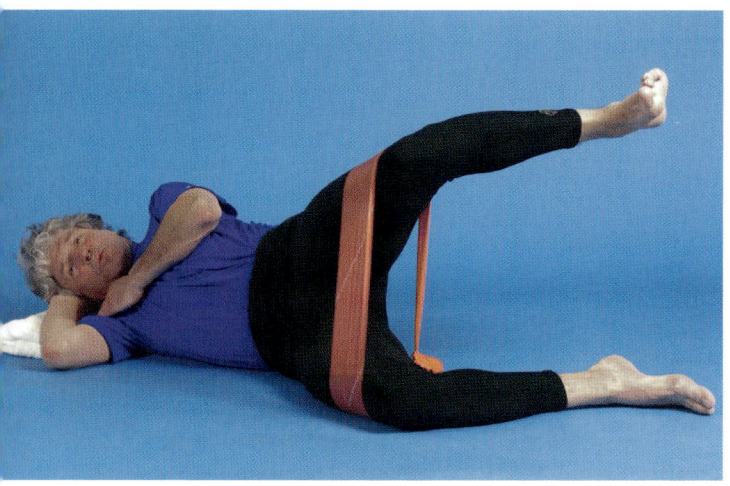

Operation werden Kraftdefizite zwischen 50% bei Männern und 100% bei Frauen zu einer altersgemäßen Normgruppe gefunden. Neuere Untersuchungen konnten zeigen, dass nach erfolgreicher Prothetik der Schmerz keinen Einfluss auf ein hinkendes Gangbild hat und das mögliche Hinken vielmehr mit der abgeschwächten Hüftextensorenkraft und vor allem der Hüftextensoren-Kraftausdauer zusammenhängt. Ein abnormer Gang bei Ermüdung oder ein schweres Hinken wird als prognostisch schlechtes Zeichen bezüglich der Prothesenhaltbarkeit angesehen.

Erfolge mit ambulantem Training konnte vor allem bei Kniearthrose- und Knieprothesenpatienten nachgewiesen werden. Hier wurde durch regelmäßiges Training über 3 Monate eine Verbesserung der Kraftwerte und vor allem eine Verringerung der Kniebeschwerden bei 85% der Teilnehmer erreicht. Die Zunahme der dynamischen aeroben Leistungsfähigkeit auf dem Laufband mit reduzierter submaximaler Herzfrequenz und submaximalem Blutdruck waren ein weiterer positiver Nebeneffekt. Den höchsten Gewinn hatten die Patienten mit den meisten Trainingseinheiten, intensiveres Training hätte vermutlich zu weiteren Verbesserungen geführt, das Risiko von Verletzungen und Überlastungsreaktionen steigt jedoch an.

Das dynamische sollte dem statischen Training vorgezogen werden. Vorbehalte gegen das dynamische Krafttraining wegen zu hoher Druckentwicklung im künstlichen Gelenk wurden widerlegt. Den höchsten Spitzendruck findet man bei statischer Abspreizung, während die dynamischen Übungen in Extension/Flexion und Abduktion/Adduktion auf dem Niveau des freien Gehens liegen. In der Nachbehandlung von Knie- und Prothesenpatienten konnte nachgewiesen werden, dass Patienten nicht vornehmlich von der Maximalkraft, sondern primär von Kraftausdauer-Übungen profitieren. Zur Verbesserung der Kraftausdauer beim Patienten reichen Übungen mit dem Gewicht des Körpers oder der Extremität aus, erhöhte Widerstände (Bergaufgehen, Gewichte, Bremsen), sind nicht notwendig.

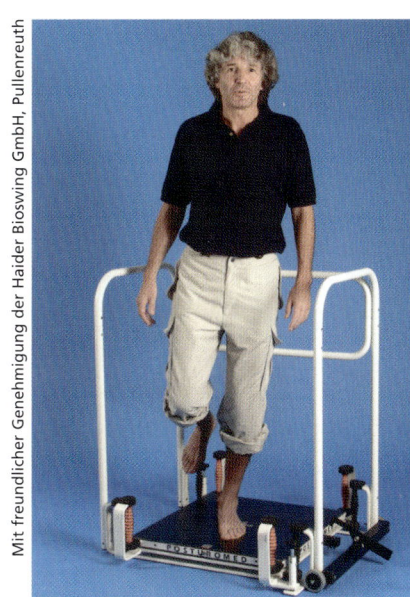

Mit freundlicher Genehmigung der Haider Bioswing GmbH, Pullenreuth

Koordination

Die Muskelabschwächung im Alter geht auch bei Gesunden mit einer Abnahme der Propriozeption einher, die bei Gelenkverschleiß noch deutlich zunimmt. Propriozeption setzt sich aus Stellungssinn, Bewegungssinn und Kraftsinn zusammen. Sie ermöglicht die Wahrnehmung der Gelenkposition und Abschätzung der notwendigen Muskelkraft zur Steuerung der Gelenkposition.

Die Koordination hat für den Gang bei älteren Menschen eine große Bedeutung. Ein früh einsetzendes Koordinationstraining ist für Arthrosepatienten äußerst wichtig. Instabile Unterstützungsflächen wie Therapiekreisel, Kippbretter, Balance Pads, Minitrampolin und Posturomed, zur Förderung der Sensitivität und Regelleistung der Motorik müssen bei arthrotisch betroffenen Gelenken eingesetzt werden. Eine neue Form des Trainings wird mit dem Rolltraben (MBT) am Ende des Buches vorgestellt.

Balancetraining auf dem Posturomed

Belastbarkeit des Herz-Kreislauf- und Stoffwechsel-Systems

Ein weiterer wichtiger Aspekt der eingeschränkten körperlichen Betätigung ist die Auswirkung auf die kardiopulmonale und metabolische Belastbarkeit bereits weit im Vorfeld der Operation. Die zunehmende Bewegungsarmut der Coxarthrotiker

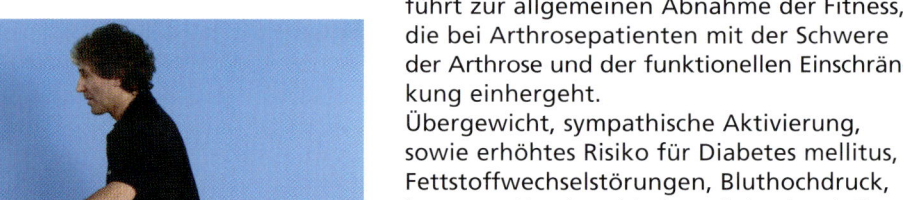

führt zur allgemeinen Abnahme der Fitness, die bei Arthrosepatienten mit der Schwere der Arthrose und der funktionellen Einschränkung einhergeht.

Übergewicht, sympathische Aktivierung, sowie erhöhtes Risiko für Diabetes mellitus, Fettstoffwechselstörungen, Bluthochdruck, koronare Herzkrankheit und damit erhöhtes operatives Risiko sind die Folgen.

Die konservativ-medikamentöse Behandlung von Coxarthrotikern alleine kann dieses Defizit im Vergleich zur Operation nicht beheben. Mit der Implantation einer Hüfttotalprothese wird die mechanische Voraussetzung für ein schmerzfreies Gehen und Bewegen geschaffen. Dies ermöglicht es dem Patienten, den zuvor bestehenden Bewegungsmangel auszugleichen. Bei untrainierten Patienten kann die Fitness durch relativ geringe Zunahme der körperlichen Aktivität oder durch regelmäßige Ausdaueraktivität wie Walking leicht gesteigert werden. Allein durch die wiedererlangte Aktivität im Alltag ohne spezifisches Trainingsprogramm verbessern sich aber die kardiovaskuläre Fitness und das kardiovaskuläre Risiko nur unzureichend.

Für die Verbesserung der aeroben Ausdauerfähigkeit und als mildes Krafttraining ist Radfahrtraining, Fahren auf dem Heimtrainer oder Walking, gut möglich. Aquajogging findet in der Behandlung von Arthrotikern noch wenig Beachtung, obwohl ohne Belastungsspitzen auf das Skelettsystem die Muskulatur gekräftigt und das Herz-Kreislaufsystem trainiert werden kann.

Wissenswertes zum Hüftgelenk

Die Verbindung des Beines mit dem Beckengürtel erfolgt durch das Hüftgelenk. Es wird gebildet vom Kopf des Oberschenkelknochens und von der Pfanne des Hüftbeines. Da dieses Gelenk nicht nur viele Bewegungen ermöglichen, sondern auch starke Gewichts- und Bewegungsbelastungen aushalten muss, ist es neben einer Knochen- und Muskelführung auch durch einen festen straffen Bandapparat gesichert.

Die Knochenführung wird durch eine tiefe Einlagerung des Oberschenkelkopfes in die Pfanne erreicht, der Rand der Pfanne ist zusätzlich durch eine faserknorpelige Gelenklippe vergrößert.

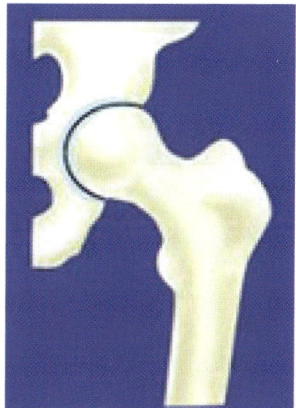

Die Bandführung wird durch vier schraubenartig angeordnete Bänder sichergestellt. Bei der Hüft-streckung wird diese Bänderschraube zugedreht und schränkt diese stark ein. Damit wird beim Stehen ein Abkippen des Rumpfes nach hinten und im Einbeinstand ein Absinken des Beckens verhindert. Die Beugung des Hüftgelenks wird hauptsächlich vom Hüftlendenmuskel (M. iliopsoas) und vom geraden Schenkelmuskel (m. rectus femoris) durchgeführt.

Gesundes Hüftgelenk

Der große Gesäßmuskel (M. glutaeus maximus) und die Sitzbeinunterschenkelmuskeln (Mm. ischiocrurales) sind vor allem für die Streckung der Hüfte verantwortlich. Die Gruppe der Schenkelanzieher (Mm. adductores), die in drei Schichten gestaffelt sind, ziehen das Bein zur Mitte. Die Abspreizung wird vom kleinen Gesäßmuskel (M. glutaeus minimus) und vom Spanner der Oberschenkelbinde (M. tensor fasciae latae), hauptsächlich jedoch vom mittleren Gesäßmuskel (M. glutaeus medius) bewältigt. Letzterer verhindert im Einbeinstand das Abkippen des Beckens zur Gegenseite. Bei starker Abschwächung dieses Muskels kommt es zur Ausbildung von Hinken oder bei beidseitigem Befall zum Watschelgang.

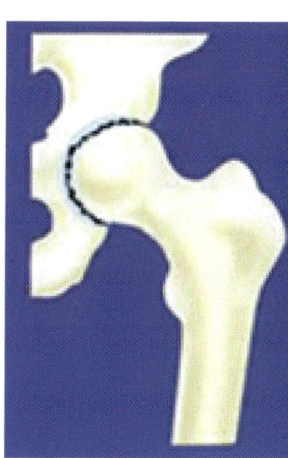

Schäden und Verletzungen am Hüftgelenk sind wegen seiner geschützteren Lage und festeren Bauart seltener als am Kniegelenk. Der geringere Verschleiß ist auch darauf zurückzuführen, dass die vorgeschalteten Gelenke (Fuß, Sprunggelenk, Kniegelenk) schon einen Großteil der einwirkenden Kräfte übernehmen. Der typische Schmerz des Hüftgelenks ist in der Leiste lokalisiert. Manche Patienten empfinden die Schmerzen auch ausstrahlend in das Kniegelenk oder nur im Kniegelenk.

Arthrotisch verändertes Hüftgelenk

Hüftgruppen Tübingen

Seit 1996 bietet der Tübinger Präventionssportverein e.V. Kurse für Personen mit Hüftarthrose und nach operativer Endoprothesenversorgung

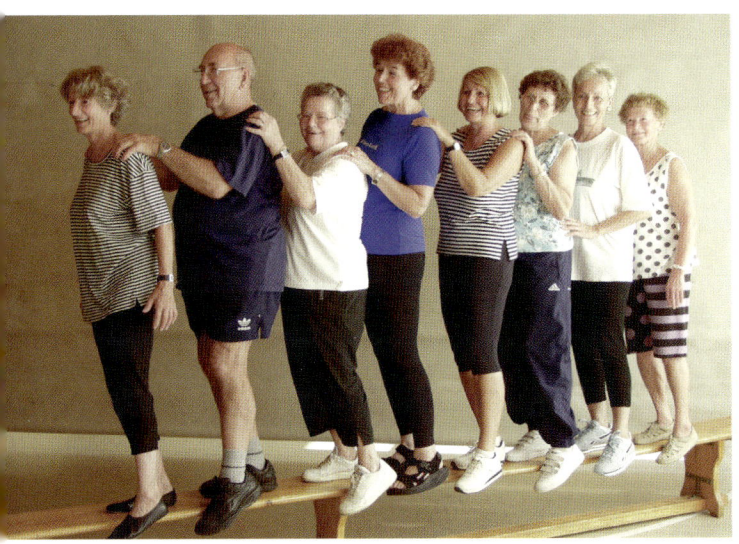

der Hüfte an. Die Gruppen umfassen 10–15 Personen, die über 6 Monate 1-mal pro Woche unter Anleitung von sportpädagogisch geschulten Pysiotherapeuten trainieren.

Konzeption

Die Ausrichtung des Kurses ist durch einen ganzheitlichen Ansatz bestimmt.

Das Konzept vereinbart motorisch-funktionale, pädagogische und soziale Aspekte. Das übergeordnete Ziel ist, über eine Vergrößerung des Bewegungspotentials die Lebensqualität der Teilnehmenden zu steigern.

Die Teilnehmer lernen
- **sich entsprechend ihrer aktuellen Situation zu verhalten und zu belasten**
- **auch mit der Endoprothese den Alltag ohne übertriebene Angst, aber mit der nötigen Um- und Vorsicht zu gestalten**
- **zielgerichtet und dosiert zu üben, sich zu bewegen und in adäquater Weise körperlich und sportlich zu betätigen.**

Motorisch-funktionaler Aspekt

Das Hüftgelenk selbst, die angrenzenden anatomischen Regionen wie Becken und Lendenwirbelsäule, letztendlich die gesamte Wirbelsäule und die untere Extremität sind Zielbereiche der Therapiestrategie.

Die Teilnehmer
- **schulen Körperwahrnehmung und Bewegungsgefühl**
- **verbessern die Beweglichkeit des Hüftgelenks**
- **dehnen und kräftigen die hüftgelenksübergreifende Muskulatur**

- mobilisieren und stabilisieren die hüftgelenksnahen Wirbelsäulenabschnitte
- trainieren die Beinachse und das Gleichgewicht
- optimieren Haltung und Gang.

Affektiv-kognitiver Aspekt

Es erscheint außerordentlich wichtig anatomische und trainingswissenschaftliche Grundlagen zu vermitteln und entscheidende funktionelle Zusammenhänge aufzuzeigen. Mit dem notwendigen Hintergrundwissen und Trainingsverständnis fällt es dem Teilnehmer langfristig leichter selbständig effektiv richtig zu belasten und sich beim Üben im Alltag zu kontrollieren und zu korrigieren. Hilfe zur Selbsthilfe und eine eventuelle Verhaltensänderung erscheinen so am ehesten realisierbar. Bei nur einer Kursstunde pro Woche ist die Anleitung zu Eigenübungen auf den sehr unterschiedlichen individuellen Niveaus eine vordringliche Aufgabe.

Psycho-sozialer Aspekt

Das freudvolle Bewegen in der Gruppe und der direkte Erfahrungsaustausch sind nicht zu unterschätzende Beweggründe den Kurs regelmäßig zu besuchen.

Die Teilnehmer können
- sich aktiv in die Gruppe einbringen und sich von dieser motivieren lassen
- sich selbst, ihre Leistungsfähigkeit aber auch deren Grenzen erfahren
- bei relevanten Problemstellungen bedenkenlos nach- und hinterfragen.

Es liegt in der Verantwortung der Kursleitung durch ein offenes, vertrauensvolles Klima den dafür notwendigen Rahmen zu schaffen.

Methodik

Die sehr inhomogene Gruppenstruktur hinsichtlich Alter, Belastbarkeit, aktueller Schmerzsymptomatik, therapeutischer Vor- und sportlicher Eigenerfahrungen sowie die verschiedenen Zielsetzungen erfordern ein breites Übungsspektrum. Die Aufarbeitung der Basisübungen aus dem Anfängerkurs und die Weiterentwicklung hin zu intensiveren und komplexeren Übungsformen sind Schwerpunkte in den Folgekursen.
Relevante Fragen zu Freizeitaktivitäten, Alltagsbelastungen und aktuellen Aussagen zu Therapie und Training sind häufig Diskussionsthemen in den Gruppen. Die Menge und Vielfalt der Übungen erfordert eine systematische Ordnung. Diese erleichtert dem Teilnehmer nachzuvollziehen in welcher Abfolge, er welche Übung, zu welchem Zweck in welcher Variante durchzuführen hat.

Dabei gilt das Prinzip der Progressivität
- von der einfachen zur schwierigen Ausgangsstellung
- von geringer zu hoher Intensität
- von isolierten zu komplexen Bewegungsabläufen.

Hüftschule – Therapie in eigener Regie

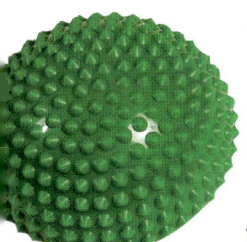

Der folgende Praxisteil kann nur einen kleinen Auszug der vielfältigen Trainingsmöglichkeiten aufzeigen.

Die ausgewählten Übungen sollen
- **eine leicht nachvollziehbare Bewegungskontrolle und Korrektur zulassen**
- **die Möglichkeit einer abgestuften Dosierung und individuellen Variation aufweisen**
- **eine einfache Umsetzung in den Alltag ermöglichen**
- **einen möglichst geringen räumlichen und apparativen Aufwand benötgen.**

Die im ersten Teil vorgestellten therapeutisch orientierten Übungen eignen sich als Heimtrainingsprogramm sowohl für Patienten mit Arthrose als auch nach einer Endoprothesenversorgung. Der kürzere zweite Teil gibt einen kleinen Ein- und Ausblick auf sportlichere Inhalte.

Die kurzen Aussagen zu Training, Therapie, arthrosebedingten Defiziten und erforderlichen Maßnahmen können den theoretischen Hintergrund nicht in vollständigem Maße beleuchten aber das Verständnis für das praktische Üben verbessern.

Die Anmerkungen im Abschnitt „Trainingshinweise" sind für ein effektives Training jedoch zwingend zu beachten und aufmerksam durchzuarbeiten.

Training/Therapie

Das gemeinsame Ziel unterschiedlicher Trainingsmaßnahmen ist die Wiederherstellung und Verbesserung der Leistungsfähigkeit. Die körperliche Leistungsfähigkeit ist bestimmt durch die so genannten motorischen Grundeigenschaften Schnelligkeit, Ausdauer, Beweglichkeit, Kraft und Koordination. Diese sind nicht eindeutig gegeneinander abzugrenzen, stehen in Wechselbeziehung und bedingen sich gegenseitig.

Von einer wirksamen Therapie in medizinischem Sinne werden positive Veränderungen eines Krankheitsgeschehens und seiner Folgen erwartet.

Die Trainingstherapie versucht – unter Beachtung der medizinischen Rahmenbedingungen und Vorgaben – die Belastbarkeit und Funktion einzelner Strukturen, Funktionseinheiten aber auch zusammenhängende Systeme wiederherzustellen (rehabilitativ) oder vorbeugend zu verbessern (präventiv). Die Umsetzung der Zielvorgaben vollzieht sich über Trainingsinhalte, die in erster Linie die vorhandenen körperlichen Defizite verringern, letztendlich aber den Mensch in seiner psychisch-physischen Gesamtheit positiv beeinflussen.

Hüftarthrose

Die degenerativen Veränderungen des Gelenkknorpels, -knochens und der Gelenkkapsel beeinträchtigen die Funktion des Hüftgelenks und der gelenküber-greifenden Weichteile. Symptome wie Ruhe- und Belastungsschmerz, Einschränkung der Gelenkbewegung, Schonhaltungen und Hinkmechanismen sind typische Begleiterscheinungen des arthrotischen Gelenks.
Die konservativen Interventionsmöglichkeiten umfassen Maßnahmen allgemeiner Art wie Gewichtsreduktion und Hilfsmittelversorgung sowie physikalische (Elektro-Thermotherapie) und medikamentöse Behandlung.
Die Physiotherapie verfügt in der gezielten Behandlung des Hüftgelenks und der angrenzenden Problemzonen über eine Vielzahl spezifischer Behandlungs- und Übungsformen. Einige finden sich im Übungskatalog wieder.

Defizite – Ziele – Maßnahmen

Die Möglichkeiten der Gruppen- oder Eigentherapie lassen sich am konkreten Beispiel der reduzierten Bewegungsmöglichkeit des Beines nach hinten – der Hüftstreckung/Extension – vereinfacht so darstellen:

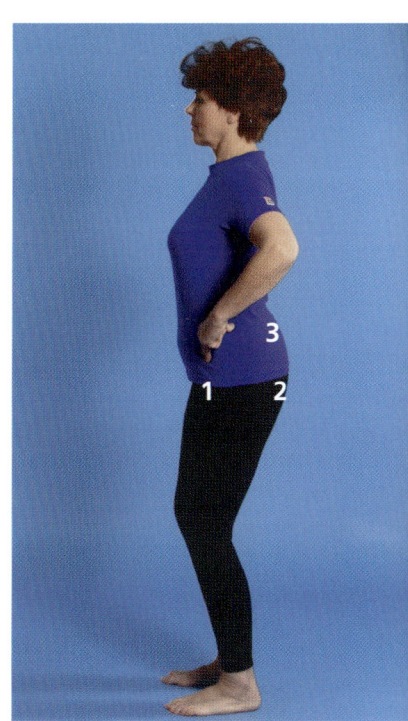

• die Ereignisse im Gelenk hemmen die Hüft-streckung
• die Muskulatur auf der Vorderseite (Hüftbeuger) verkürzt sich (1)
• die Muskulatur auf der Rückseite (Hüftstrecker) verliert an Masse und Kraft (2)
• die Wirbelsäule versucht die verminderte Streckfähigkeit der Hüfte durch verstärkte Hohl-kreuzbildung auszugleichen (3).

Die aufgezeigten Veränderungen beschreiben die krankheitsbedingte Einschränkungen. Um eine ent-scheidende Verbesserung zu erreichen, bedarf es wirkungsvoller und zielorientierter Maßnahmen:
1. Dehnung der Hüftbeugemuskulatur auf der Vorderseite.
2. Kräftigung der rückseitigen Gesäßmuskulatur.
3. Gelenkmobilisation in belastungsarmen Positionen.

Die Durchführung der Übungen
• zur Mobilisation, Dehnung und Kräftigung
• zur Wahrnehmungsschulung von Körperposition, Bewegung und muskulärer Spannung
• das Training der koordinativen Fähigkeiten sowie Haltungs- und Gangschule erfolgen in unterschied-lichen Ausgangsstellungen.

Trainingshinweise

Vorgehensweise
Es empfiehlt sich zu Beginn sowohl die Ausgangsstellungen als auch die Übungen in der vorgeschlagenen Abfolge zu absolvieren. Das (Teil-)programm der jeweiligen Ausgangsstellung ist als eine Trainingseinheit zu wählen. Mit fortschreitender Trainingserfahrung lassen sich problemlos individuelle Übungspakete auch unabhängig von der Ausgangsstellung zusammenstellen.

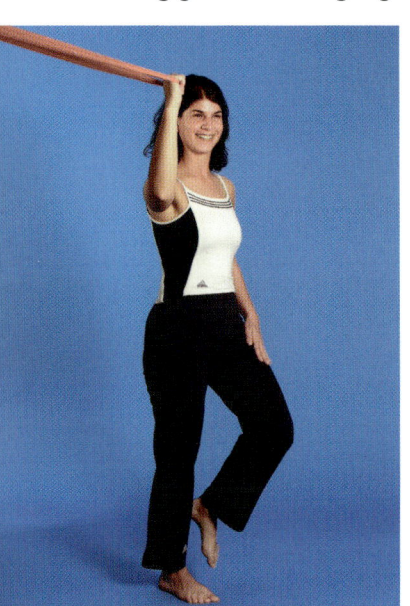

Übungsauswahl
Den eher kräftigenden Übungen sind meist weniger intensive Mobilisations- und Dehnübungen vorangestellt oder eingeschoben.
Die Koordinationsübungen berühren in unterschiedlichem Maße Bereiche wie Wahrnehmung, Gleichgewichts-, Orientierungs- und Reaktionsfähigkeit. Viele Übungen zeigen eine Wechselbeziehung zur Komponente Kraft ohne dass dies ausdrücklich vermerkt ist. Andererseits können Kräftigungsübungen mit geringer Intensität im Sinne des Aufwärmens eingesetzt werden.

Mobilisation
Die Mobilisationsübungen dienen der Beweglichkeitsverbesserung, der Schulung des Bewegungsgefühls, der Körperwahrnehmung und der Schmerzreduktion.
Die Bewegungsausführung erfolgt erst langsam, dann zunehmend schneller aber immer kontrolliert und nur im schmerzfreien Bereich. Der Krafteinsatz ist möglichst gering zu halten.

Dehnung
Zur Dehnung der Muskulatur erscheinen zwei Vorgehensweisen besonders geeignet. Bei der so genannten **„gehaltenen Dehnung"** wird die Position in der die Dehnung wahrzunehmen ist langsam eingenommen, **10–15 Sekunden gehalten** und **2- bis 3-mal wiederholt**.
Die **„wiederholte Dehnung"** zeichnet sich ebenfalls durch ein langsames Herangehen an die wahrnehmbare Dehnspannung aus. Im weiteren Verlauf wird – beispielsweise in Kombination mit der Ausatmung – **10–20-mal kontrolliert** in **die Dehnposition bewegt**. Beide Methoden dürfen weder Schmerz auslösen noch ruckartig ausgeführt werden.

Kraft/Koordination

Die Belastungsgrößen für Kraft und Koordination sind abhängig von dem individuellen Leistungsvermögen, der jeweiligen Belastbarkeit und bisweilen von der
spezifischen Tages- und aktuellen Schmerzsituation.
Grundsätzlich belastet eine langsame Bewegungsausführung die beteiligte
Muskulatur gleichmäßiger und spricht die körpereigenen Wahrnehmungs-
mechanismen besser an als eine schnelle Bewegung.
Eine schwunghafte Bewegungsausführung beeinträchtigt die Wirkung vieler der
aufgezeigten Übungen und sollte vermieden werden.

Ein wichtiger Parameter der Belastungsdosierung ist die **Wiederholungszahl.**
Dabei gilt neben den folgenden Angaben vor allem die subjektive Einschätzung
der eigenen Leistungsfähigkeit. Wird die letzte Wiederholung nicht sicher und
kontrolliert absolviert ist unbedingt die Belastungsintensität oder Wiederholungszahl zu reduzieren.
Bei **gehaltenen (statischen)** Übungsformen sind bei einer **Haltedauer von 5–6
Sekunden etwa 5 bis maximal 10 Wiederholungen** anzustreben. Während der
Anspannungsphase ist unbedingt auf eine ruhige Atmung zu achten. Zudem
kann die Anspannung zeitlich mit der Ausatmung kombiniert werden.
Für die **dynamisch** ausgeführten Formen liegen **die Wiederholungszahlen**
zwischen **10 und 20, bei geringer Intensität auch höher.** Es können jeweils bis zu
drei Serien absolviert werden.

Grundsätzlich gilt:
Je intensiver die Übung desto langsamer die Bewegungsausführung und geringer
die Wiederholungszahl.

**Um langfristig einen Trainingseffekt zu erzielen sind von Ihnen
bestimmte Vorgaben einzuhalten:**

Übungstipp

• Absolvieren Sie Ihr persönliches Übungsprogramm 3–4-mal die Woche
  über 20–30 Minuten.

• Gehen Sie nach dem progressiven Prinzip vor. Beginnen Sie mit der
  sicheren Ausgangsstellung und wechseln Sie später auf instabilere
  Bedingungen.

• Versuchen Sie erst die einfache Ausführung sicher zu beherrschen
  bevor Sie sich an der schwierigeren Form versuchen.

• Bereitet die neue Übung Schmerzen oder kann nur unkontrolliert
  umgesetzt werden reduzieren Sie die Intensität oder greifen Sie auf
  eine ähnliche Übung in leichterer Ausgangsstellung zurück.

Übungen in Rückenlage

Legen Sie sich mit ausgestreckten Beinen bequem auf den Rücken. Wenn Schmerzen im Bereich der Leiste und Lendenwirbelsäule auftreten unterlagern Sie Ihre Knie. Bei Problemen in der Nacken-Halsregion legen Sie sich eine adäquate Unterstützung unter den Kopf und Hals.

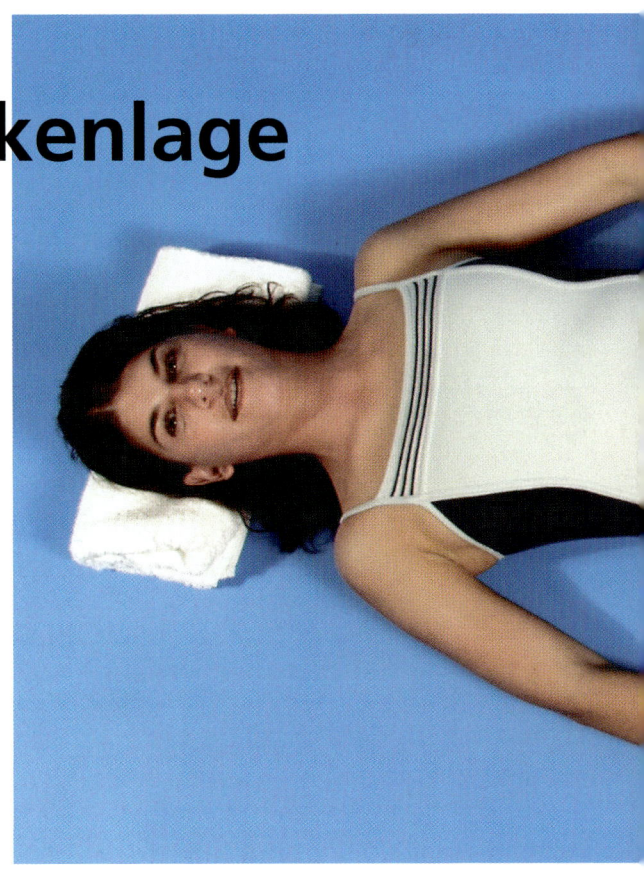

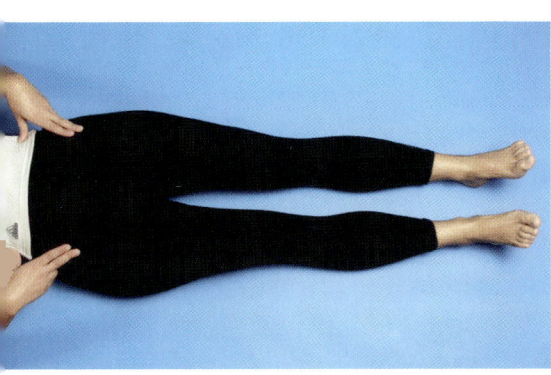

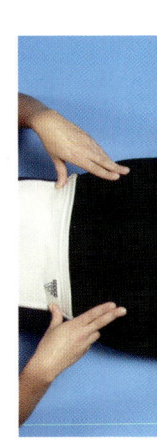

Ausgangsstellung
Ertasten Sie zur Orientierung und Bewegungskontrolle die beiden knöchernen Vorsprünge an der Beckenvorderkante.

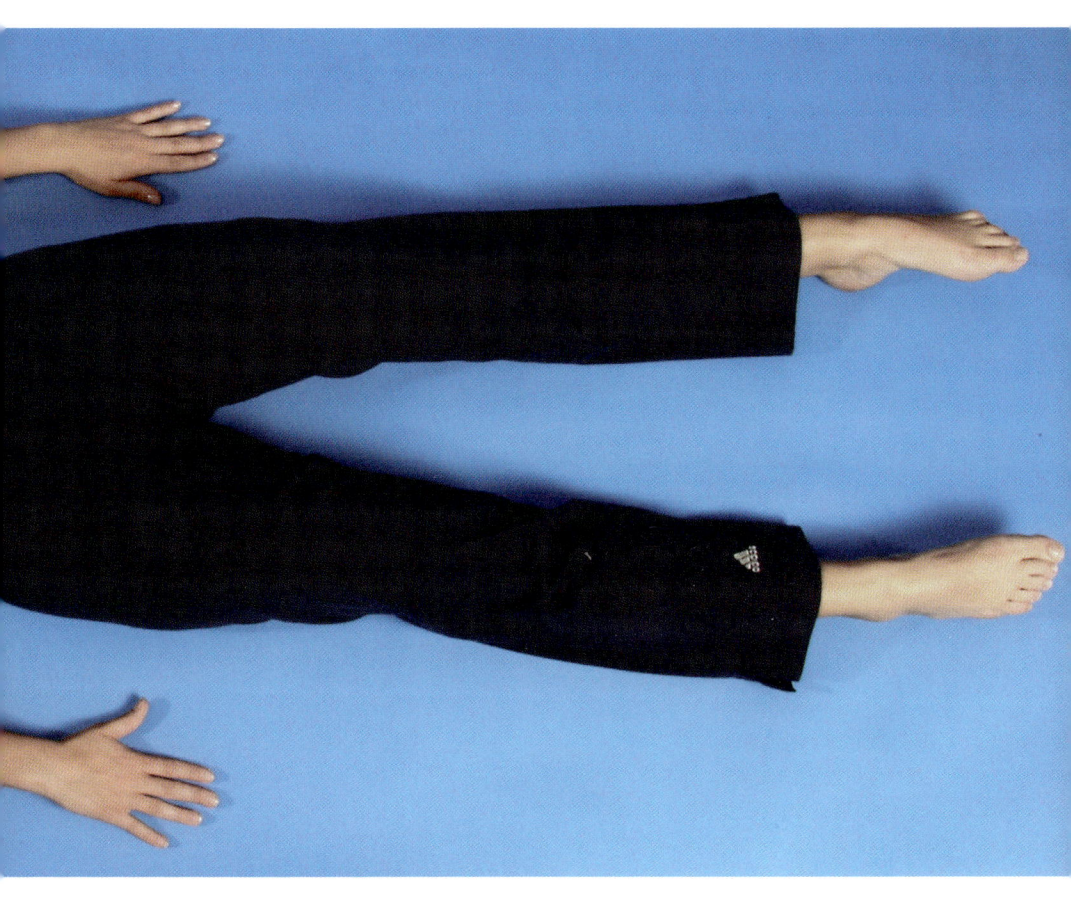

Mobilisation

Drehen Sie mit angezogenen Fußspitzen beide
Beine gleichzeitig nach innen. Die Fußspitzen und
Kniescheiben bewegen sich aufeinander zu.

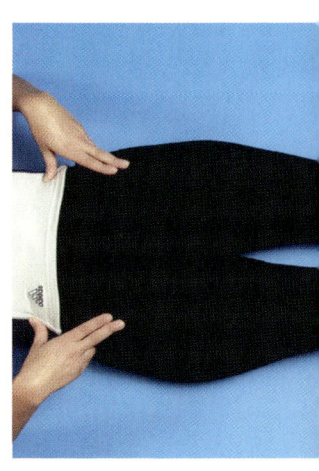

Ausgangsstellung

Die Übungen zur Mobilisation in der Hüfte erfolgen in drei Ebenen. Als Orientierung dient neben den Beckenpunkten die Kniescheibe, die Fußspitzen und die Innenknöchel. Diese befinden sich in der Ausgangsstellung auf gleicher Höhe.

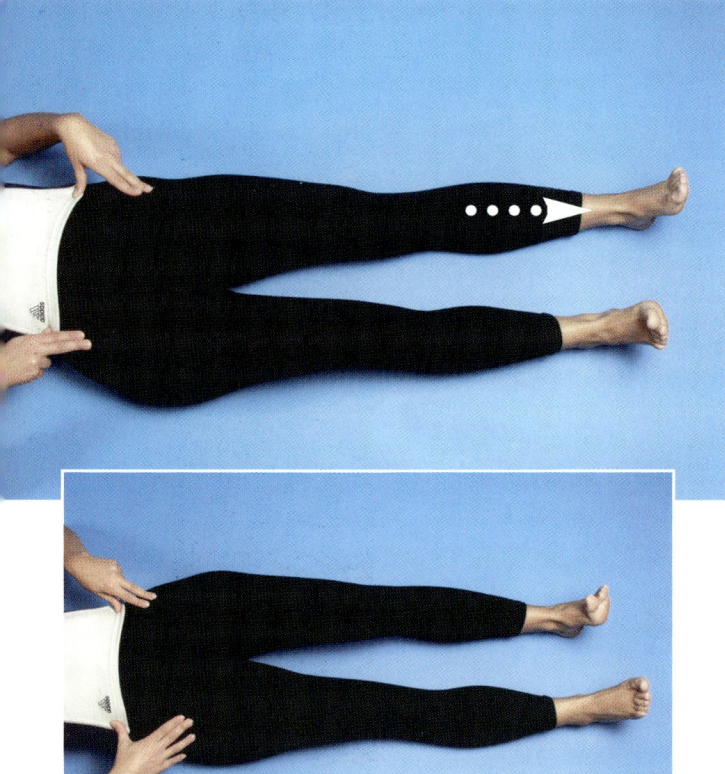

Mobilisation

Schieben Sie ein Bein mit möglichst gestrecktem Knie weit fußwärts. Der Beckenpunkt, der Innenknöchel und die Ferse der einen Seite bewegen sich fußwärts. Die der anderen Seite Richtung Schulter. Die Mitbewegungen dürfen keine Schmerzen verursachen. Das Bewegungsausmaß ist relativ gering.

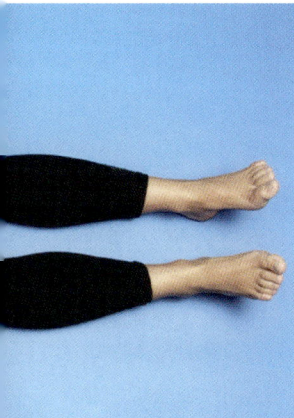

Kräftigung

Stellen Sie das Gegenbein an. Drücken Sie dann die Ferse – bei leicht gebeugtem Knie – in die Unterlage. Vermeiden Sie eine Überstreckung im Knie!

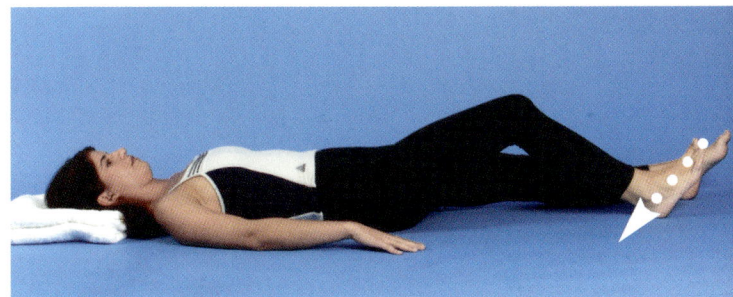

Ausgangsstellung

Umfassen Sie den Oberschenkel mit den Händen oder mittels Handtuch und bewegen Sie Ihr Knie Richtung Nase.

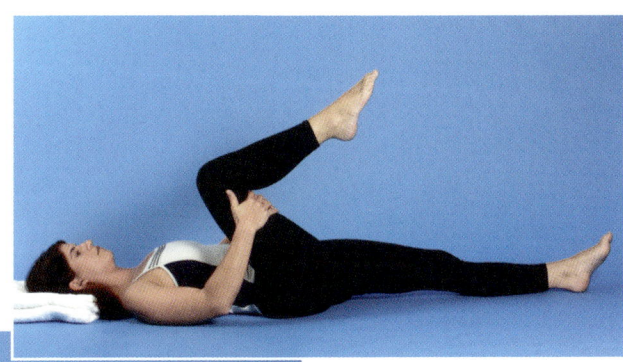

Dehnung

Strecken Sie Ihr Knie bis auf der Oberschenkelrückseite bzw. in der Kniekehle eine leichte Dehnspannung auftritt. Eine vollständige Kniestreckung ist nicht erforderlich.

Ausgangsstellung
Unterlagern Sie bei angestelltem Gegenbein Ihr Knie mit einem Gymnastikball, Kissen oder einer Nackenrolle.

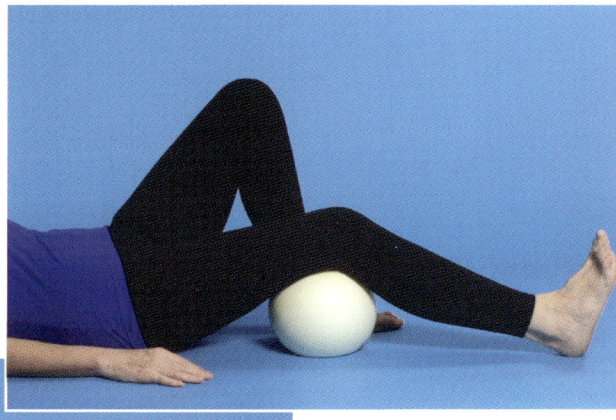

Kräftigung
Drücken Sie Ihr Knie kräftig gegen die Unterlagerung ohne den Fersenkontakt zum Boden aufzugeben. Vermeiden Sie ein nach Innen- oder Außendrehen des Beines!

Bauen Sie nur leichten Druck gegen die Unterlagerung auf und behalten Sie ihn bei. Ziehen Sie die Fußspitze an, heben Sie die Ferse ab und strecken Sie Ihr Knie unter Beachtung der Beinachse.

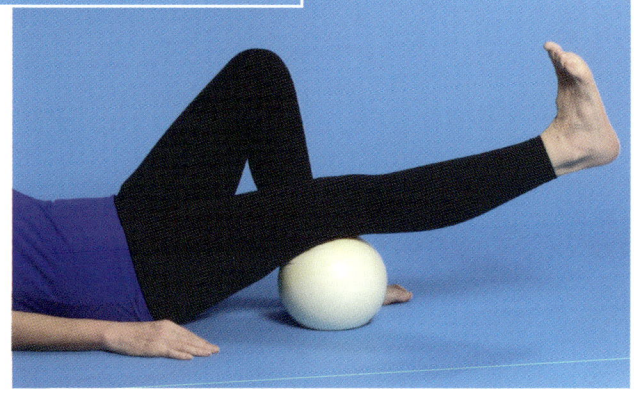

- - - - - - - ➡

Ausgangsstellung
Stellen Sie Ihr Gegen-
bein deutlich an. Legen
Sie das Theraband um
die Fußsohle des leicht
angebeugten anderen
Beines. Entwickeln Sie
über Ihre Arme deut-
liche Zugspannung auf
das Theraband.

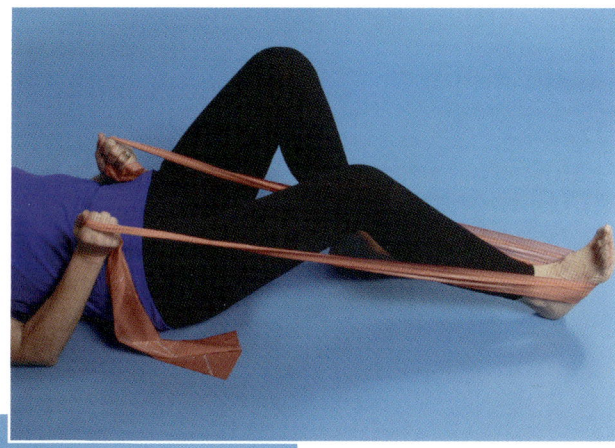

⬅ - - - - - -

Kräftigung
Strecken Sie das Bein in
Hüfte und Knie gegen
den zunehmenden
Widerstand des Bandes.
Vermeiden Sie beim
Strecken Abweichungen
des Knies nach innen
oder außen!

- - - - - - - ➡

Kräftigung
Legen Sie bei eng
nebeneinander liegen-
den Beinen das
Theraband um beide
Fußsohlen. Spreizen Sie
ein Bein gestreckt zur
Seite. Halten Sie diese
Position kurzfristig.
Lassen Sie keine
Veränderung der
Position des ruhenden
Beines zu!

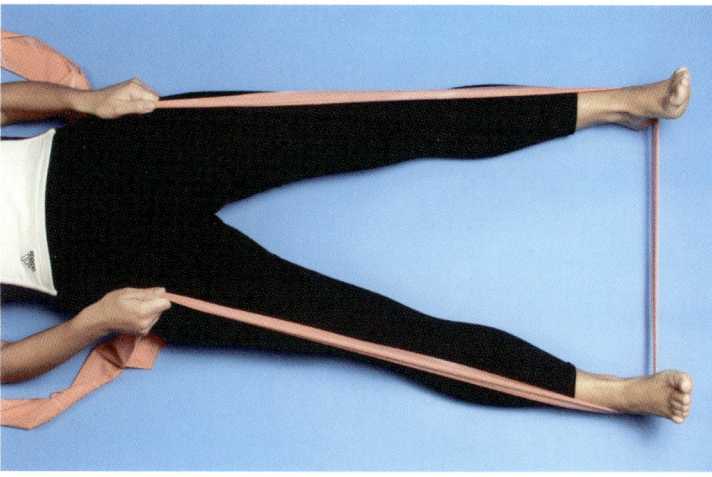

Ausgangsstellung
Nehmen Sie den Unterarmstütz ein. Positionieren Sie die Ellbogen unter der Schulter. Ein enger Fußabstand vereinfacht die folgende Übung.

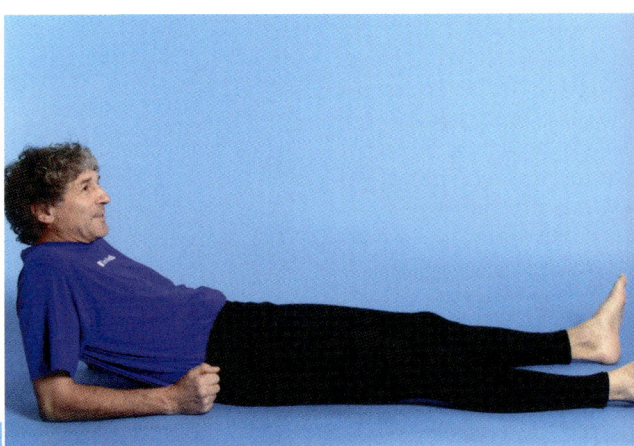

Kräftigung
Spannen Sie Ihre Po- und Bauchmuskulatur an. Heben Sie Ihr Gesäß und den Oberkörper langsam vom Boden ab. Halten Sie Ihre Rumpfspannung.
Vermeiden Sie eine Überstreckung im Kniegelenk!

Kräftigung
Heben Sie zusätzlich ein Bein ab. Halten Sie Ihr Gegenbein weiterhin in leichter Kniebeugung. Vermeiden Sie ein Absinken und Verdrehen des abgehobenen Beckens und Beines.

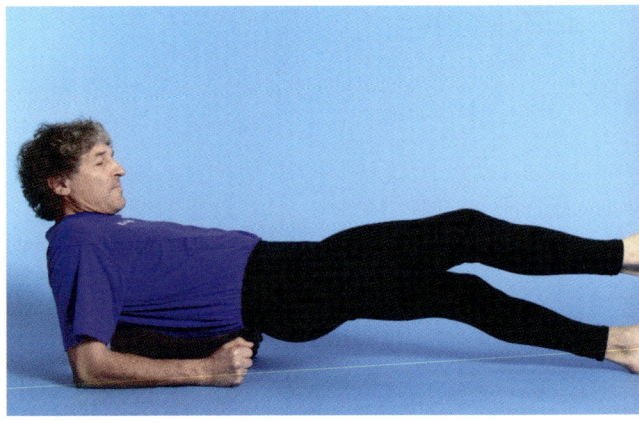

Ausgangsstellung
Beugen Sie Ihre Beine in Hüfte und Knie an und stellen Sie die Füße am Boden auf. Erspüren Sie die Auflageflächen von Gesäß und Rücken. Konzentrieren Sie sich auf Ihre beiden Beckenpunkte.

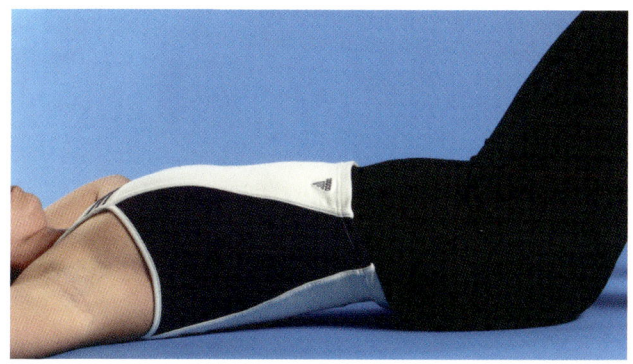

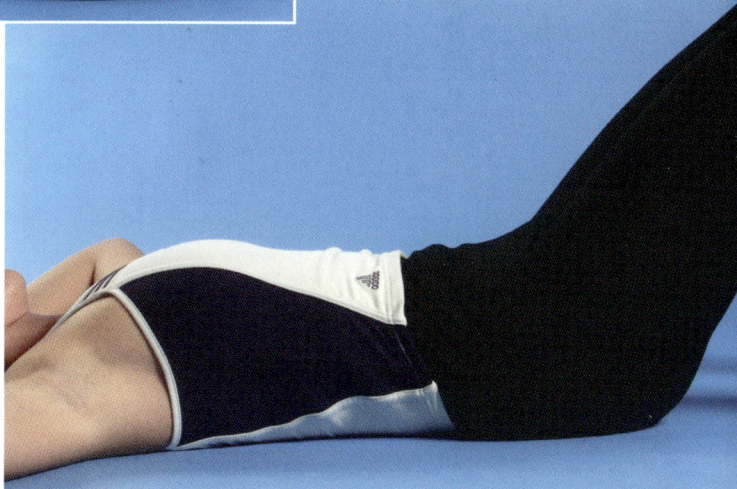

Mobilisation
Kippen Sie das Becken. Die Beckenpunkte wandern fußwärts, es bildet sich eine leichte Wölbung zwischen Lendenwirbelsäule und Unterlage.

Rollen Sie Ihr Becken langsam nach hinten. Die Beckenpunkte bewegen sich nach hinten-unten. Der Kontakt zwischen Lendenwirbelsäule und Unterlage nimmt zu.

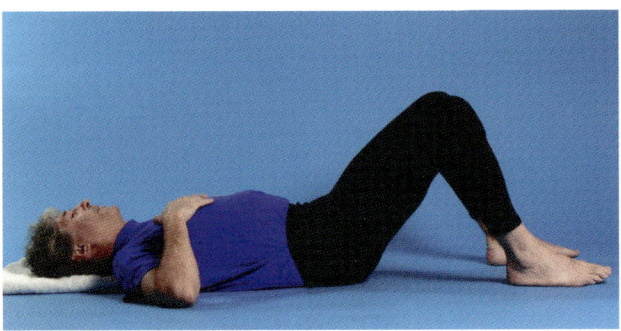

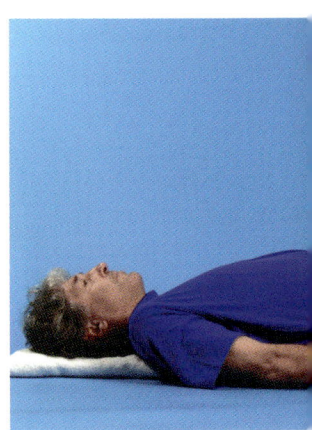

Ausgangsstellung
Rollen Sie Ihr Becken nach hinten. Versuchen Sie
die eingenommene Position, vor allem der Lendenwirbelsäule zu fixieren und während der folgenden
Übung zu halten.

Kräftigung
Legen Sie das Band
unter leichter
Vorspannung über die
Hüftvorderseite.
Bewegen Sie dann
gegen den zunehmen-
denden Widerstand des
Bandes das Gesäß nach
oben.

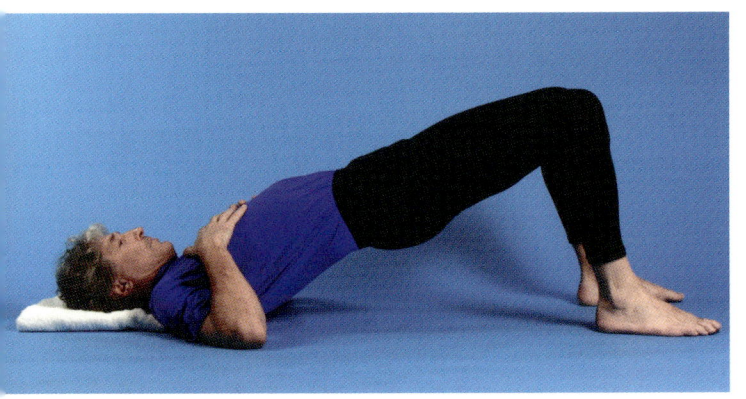

Kräftigung
Heben Sie Ihr Gesäß und den Oberkörper langsam ab. Halten Sie Ihre erreichte
Endstellung. Kontrollieren Sie Ihre Beckenpunkte. Bei ungleicher Höhe ist es
zwingend erst zu korrigieren und dann den Oberkörper und Po kontrolliert
wieder auf den Boden abzusenken!
Vermeiden Sie unbedingt eine Hohlkreuzbildung! Bei Schmerzen auf der
Hüftvorderseite ist die Hubhöhe entsprechend zu reduzieren.

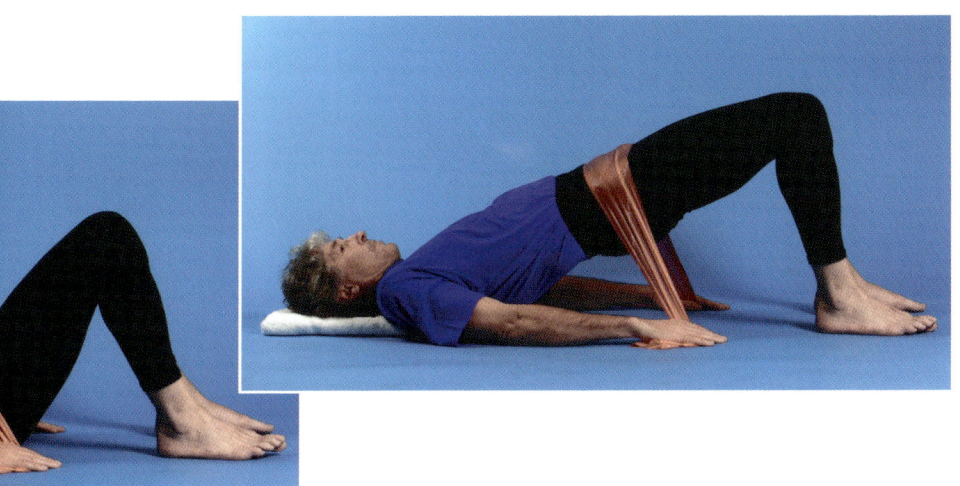

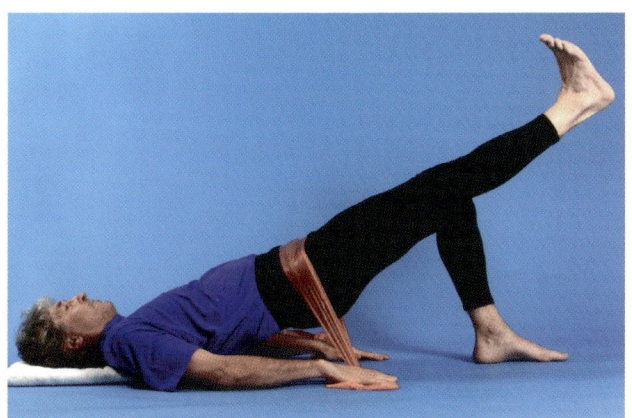

Kräftigung
Erhöhen Sie den Druck auf einen Fuß. Heben Sie dann zusätzlich das andere Bein ab. Eine breite Fußstellung intensiviert die Übung.

Übungstipp

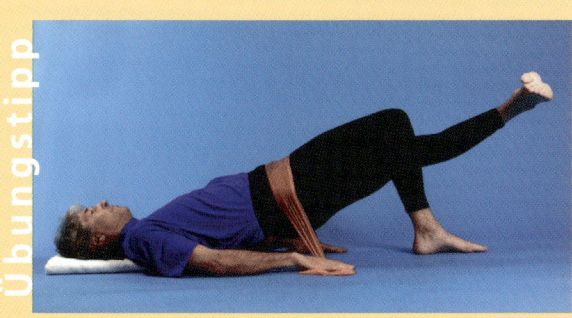

So bitte nicht!

Ein Absinken des abgehobenen Beckens und das nach Außendrehen des Beines ist zu vermeiden.
Die korrekte Bewegungsausführung lässt sich über die Höhe der Beckenpunkte kontrollieren.

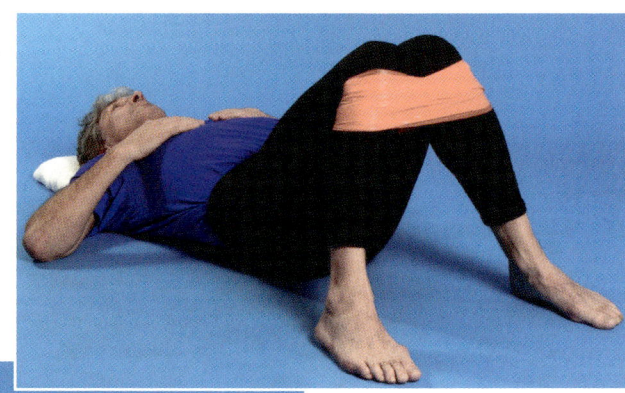

Ausgangsstellung
Wählen Sie einen großen Fuß- und kleinen Knieabstand.
Legen Sie das Band knapp unterhalb der Knie um die Unterschenkel.

Kräftigung
Bewegen Sie beide Knie gleichzeitig gegen den Bandwiderstand nach außen.
Das Zurückgehen der Knie sollte langsam und nachgebend erfolgen.

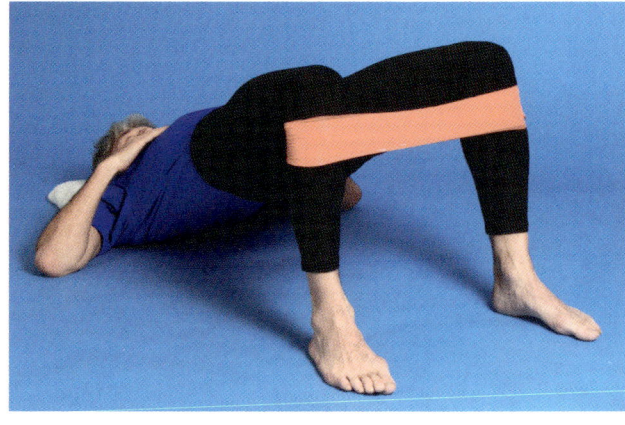

Kräftigung
Bewegen Sie erst die Knie nach außen, heben Sie dann das Gesäß ab. Halten Sie die Position. Erst nach dem Absenken des Beckens dürfen die Knie wieder zurück in die Ausgangsposition.

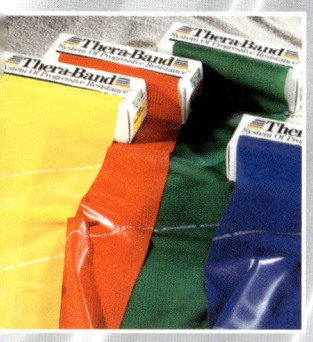 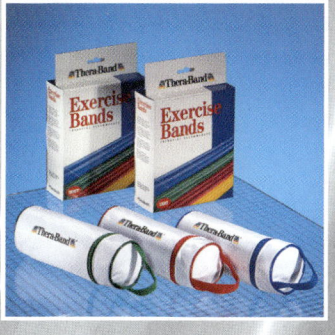 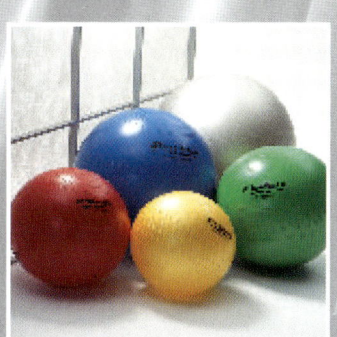
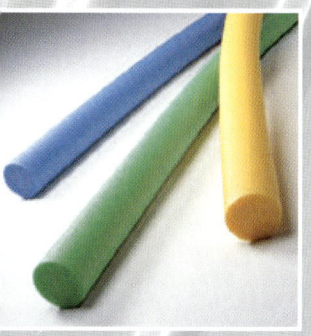 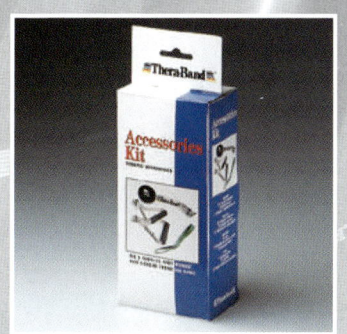 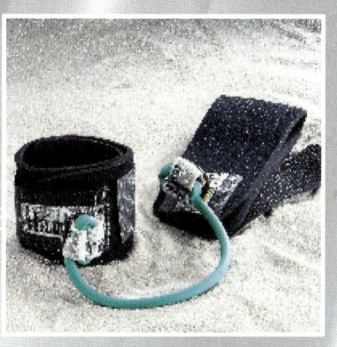
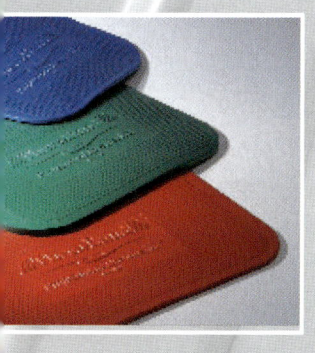 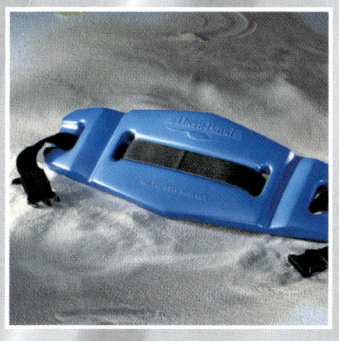 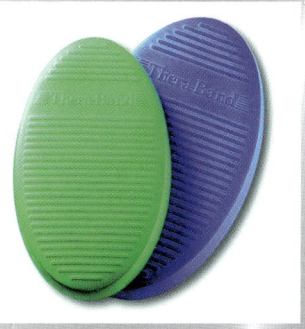

Übungen
in Seitlage

Legen Sie sich auf die weniger schmerzhafte Seite. Beugen Sie Ihre Beine in Hüft- und Kniegelenk leicht an, sodass sich Ihre Füße in Verlängerung des Oberkörpers befinden. Unterlagern Sie Ihren Kopf und bei Bedarf Ihre Taille. Stabilisieren Sie sich durch Abstützen mit der Hand vor der Brust.

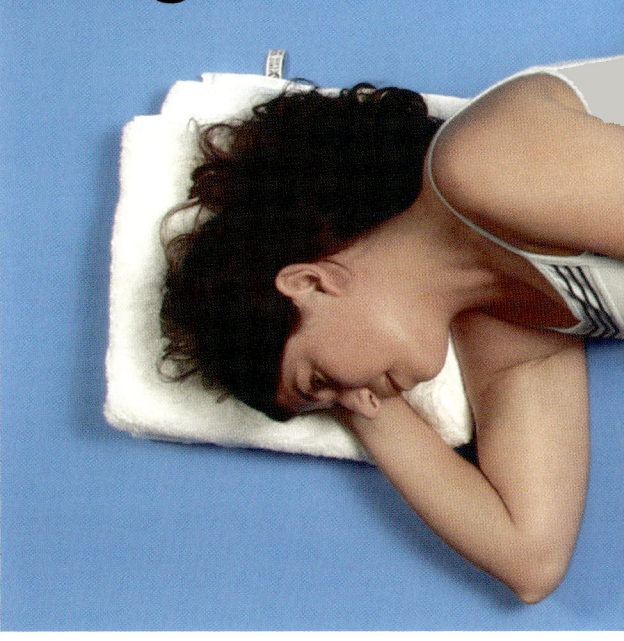

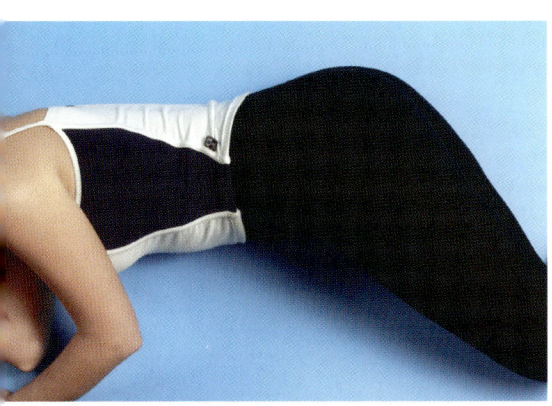

Ausgangsstellung
Machen Sie sich Ihrer Beckenpunkte und Lendenwirbelsäule bewusst.

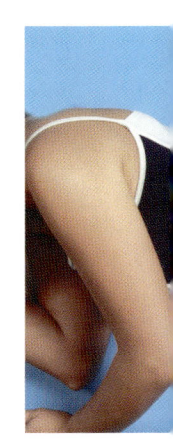

Mobilisation
Kippen Sie Ihr Becken langsam nach vorne. Die Beckenpunkte wandern fußwärts. Die leichte Wölbung in der Lendenwirbelsäule verstärkt sich.

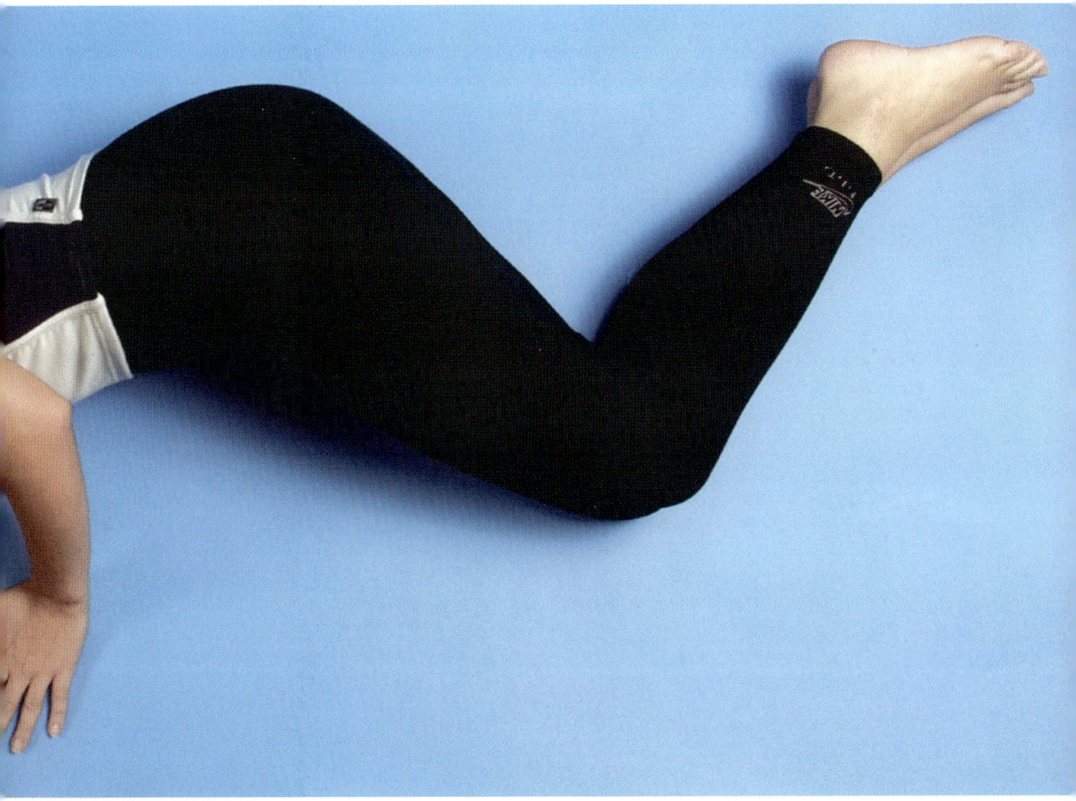

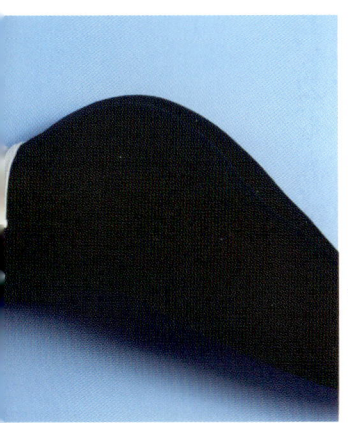

Mobilisation

**Rollen Sie Ihr Becken nach hinten. Die Becken-
punkte entfernen sich von den Füßen.
Im Bereich der Lendenwirbelsäule bildet sich eine
leichte Rundung nach hinten.**

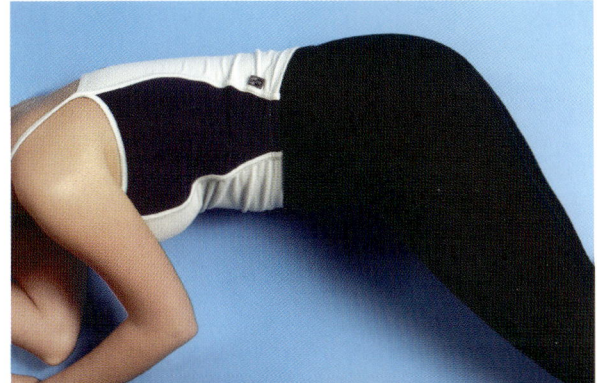

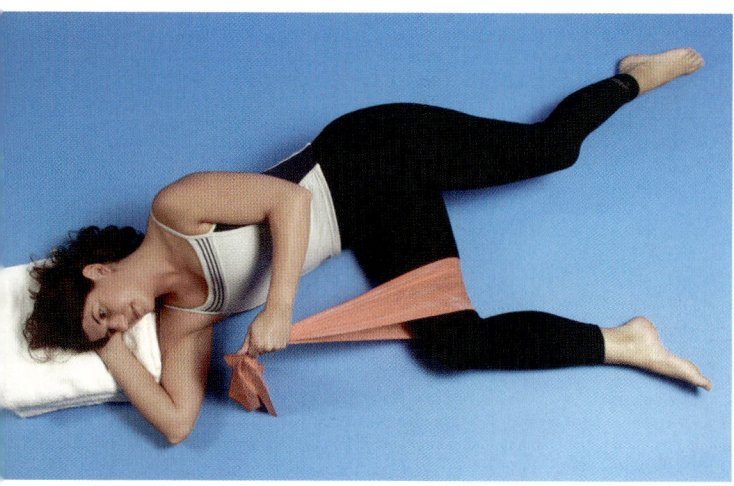

Ausgangsstellung
Beugen Sie das unten
liegende Bein deutlich
an. Umschlingen Sie den
Oberschenkel im
Kniekehlenbereich mit
dem Theraband.

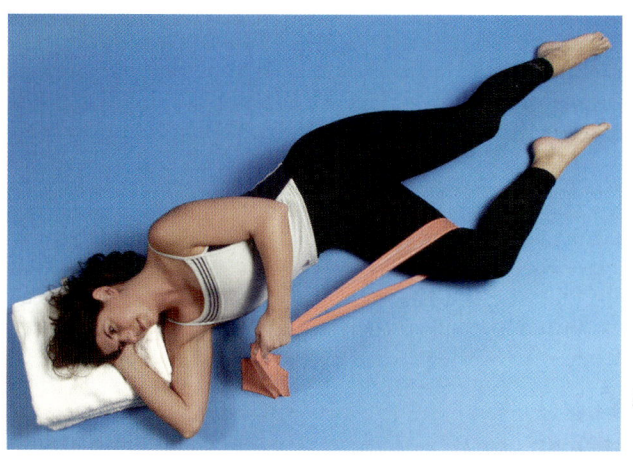

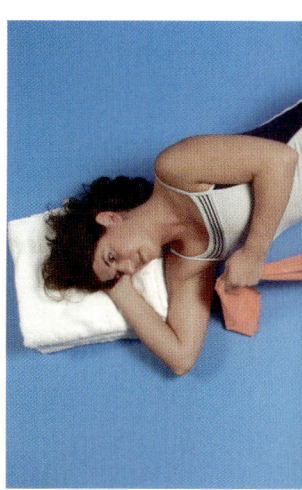

Kräftigung
Bewegen Sie gegen den gehaltenen Bandwiderstand
das Knie nach hinten zum gestreckten Bein hin.
Die Kniebeugung bleibt nahezu unverändert. Der
haltende Arm sollte nicht nachgeben. Bei Bedarf
kann das obere Bein auf der Innenseite unterlagert
werden.

Dehnung
Strecken Sie aus der
vermehrten Beugung
das Knie zunehmend,
bis auf der Ober-
schenkelrückseite eine
leicht Dehnspannung
wahrnehmbar wird.

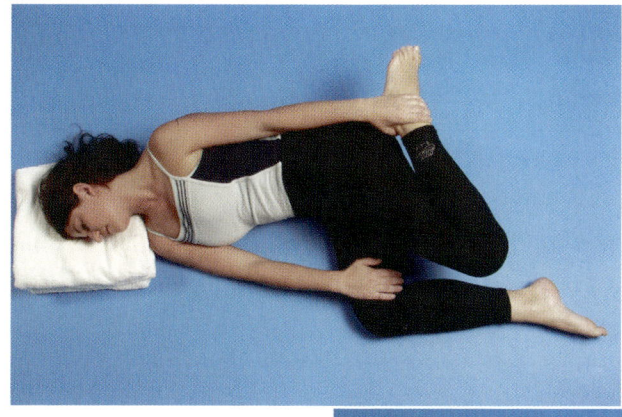

Ausgangsstellung
Beugen Sie beide Beine in Hüfte und Knie vermehrt an. Fixieren Sie die Hüftbeugung des unteren Beines mit der unteren Hand. Nehmen Sie die Ferse des oberen Beines Richtung Po.

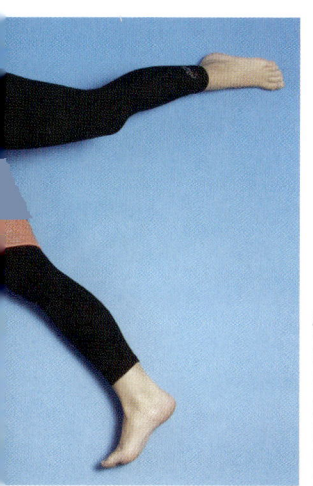

Verändern Sie dabei die Position des Knies nicht! Ziehen Sie die Fußspitze zusätzlich Richtung Nase. Vermeiden Sie eine Bewegung des hinteren Beines nach vorne!

Dehnung
Führen Sie nun das obere Knie soweit nach hinten bis Sie auf der Vorderseite des Oberschenkels eine leichte Dehnung wahrnehmen. Eine „Armverlängerung" mittels Handtuch oder der Griff am Hosenbein erleichtert gegebenenfalls die Bewegungsausführung.

Mobilisation
Bewegen Sie das obere
Knie nach oben.
Die Füße verlieren wäh-
rend der Übung ihren
Kontakt nicht.
Vermeiden Sie eine
Drehung des Beckens
und Oberkörpers nach
hinten. Die Bewegung
ist stets kontrolliert und
im schmerzfreien
Bereich auszuführen.

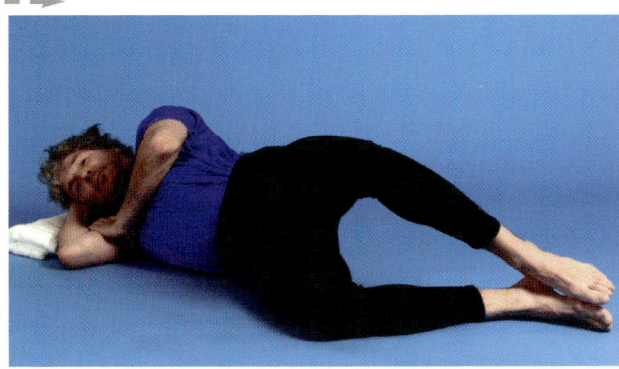

Kräftigung
Legen Sie das Thera-
band knapp oberhalb
der Knie um die Ober-
schenkel. Bewegen Sie
dann das obere Knie
nach oben. Das Band
lässt sich über Druck des
unteren Beines fixieren.

Die Übungsintensität
kann über den
Bandwiderstand und
das Bewegungstempo
variiert weden.

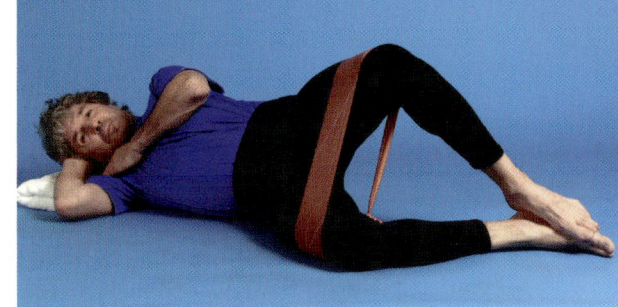

Mobilisation

Drehen Sie den oberen Fuß und Unterschenkel nach oben. Die Knie bleiben durchgehend in Kontakt. Eine Drehung des Oberkörpers nach vorne ist zu vermeiden. Das schmerzfrei erreichbare Bewegungsausmaß ist eventuell klein.

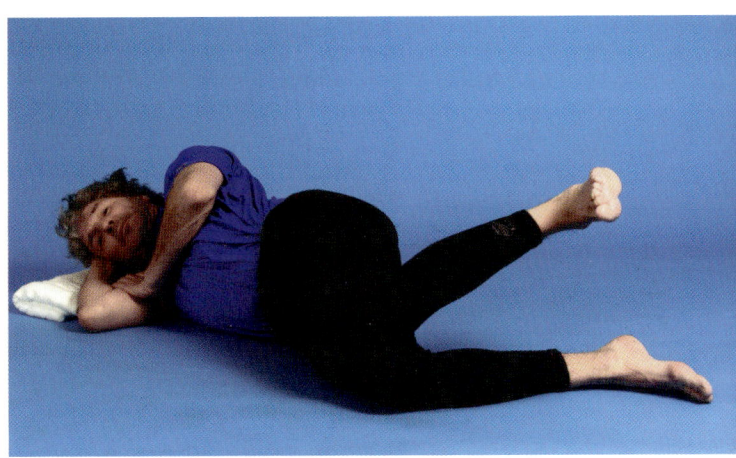

Kräftigung

Legen Sie das Theraband um Sprunggelenk und Ferse. Bewegen Sie dann den oberen Fuß und Unterschenkel nach oben.

Das Band lässt sich über Druck des unteren Fußes fixieren. Die Kraft- und Bewegungsmöglichkeiten sind eventuell deutlich eingeschränkt.

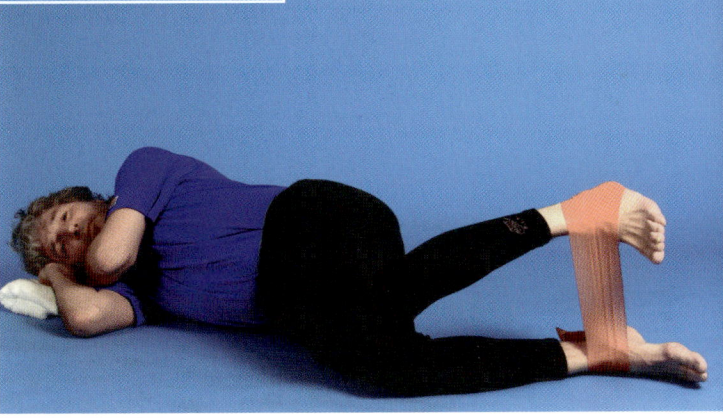

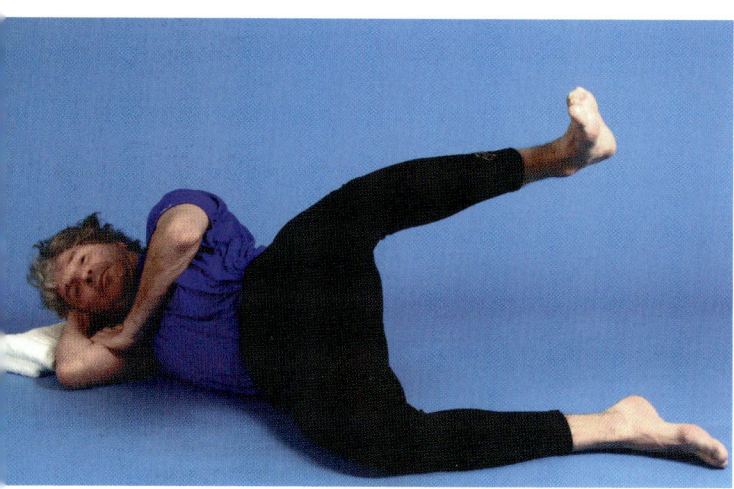

Kräftigung
Heben Sie das obere
Bein mit angezogener
Fußspitze ab. Im Knie
findet keine Bewegung
statt. Halten Sie den
Abstand von Knie zu
Knie und Fuß zu Fuß
möglichst gleich groß.

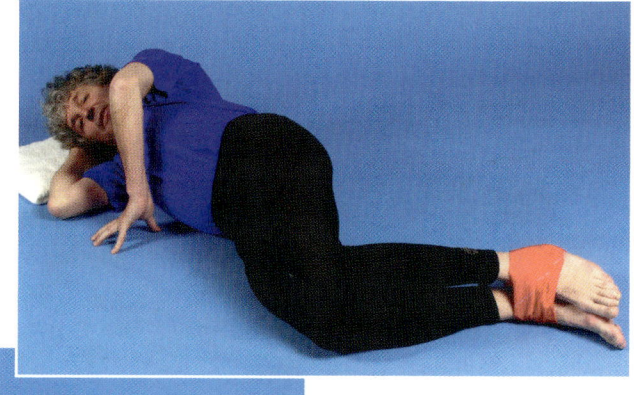

Kräftigung
Legen Sie das Thera-
band um Sprunggelenk
und Ferse. Ziehen Sie
die Fußspitze an.

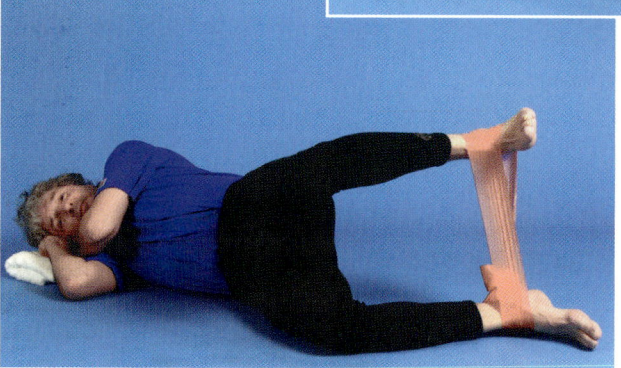

Heben Sie dann das Bein
bei fixiertem Knie nach
oben ab. Das Band wird
über Gegendruck des
unteren Beines fixiert.

Kräftigung

Schieben Sie das obere Bein weit fußwärts. Ziehen Sie die Fußspitze an und heben Sie dann das gestreckte Bein etwas nach oben ab. Es sind keine großen Bewegungsausschläge notwendig. Falls Schmerzen auftreten sollte auf die Übung mit gebeugtem Bein zurückgegriffen werden. Vermeiden Sie eine Bewegung des Beins nach vorne!

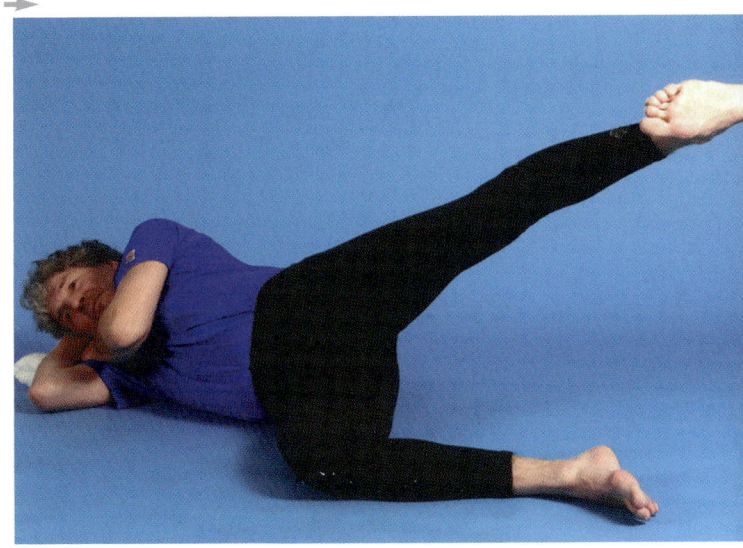

Kräftigung

Legen Sie das Theraband bei gebeugten Beinen fersennah um die Fußsohle des oberen Beines. Fixieren Sie das Band mit der Hand vor dem Körper.

Schieben Sie nun das Bein gegen den Bandwiderstand fußwärts in die Streckung und etwas nach hinten-oben. Das gestreckte Bein befindet sich in Verlängerung der Wirbelsäule.

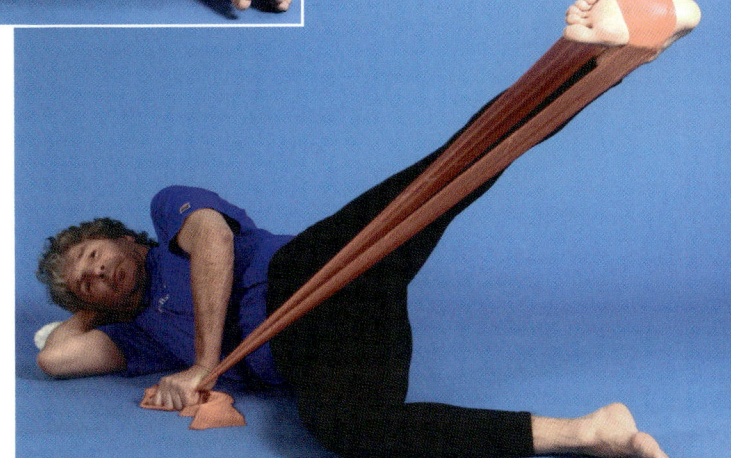

- - - - - - - →

Ausgangsstellung
Bringen Sie die Beine
in eine leichte Beugung,
die Fersen in die
Verlängerung vom
Oberkörper und den
Ellbogen senkrecht
unter die Schulter.

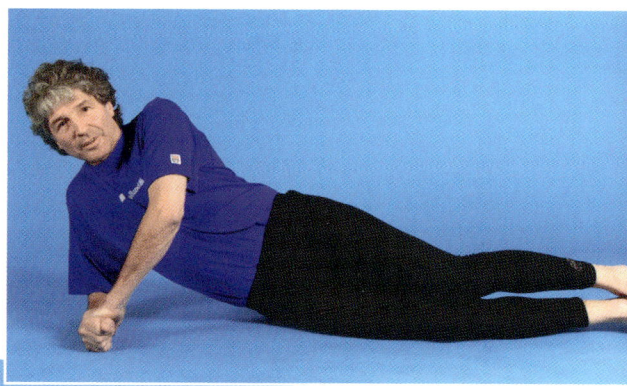

← - - - - - -

Kräftigung
Spannen Sie Bauch und
Po an. Heben Sie dann
das Becken kontrolliert
nach oben ab. Halten
und kontrollieren Sie
Ihre Endposition. Ver-
meiden Sie Drehungen
des Oberkörpers nach
vorne oder hinten!

- - - - - - - →

Kräftigung
Heben Sie – bei angeho-
benem, stabilisiertem
Becken – das obere
gebeugte Bein ab.
Halten Sie die End-
position oder senken
und heben Sie Ihr Bein
minimal.

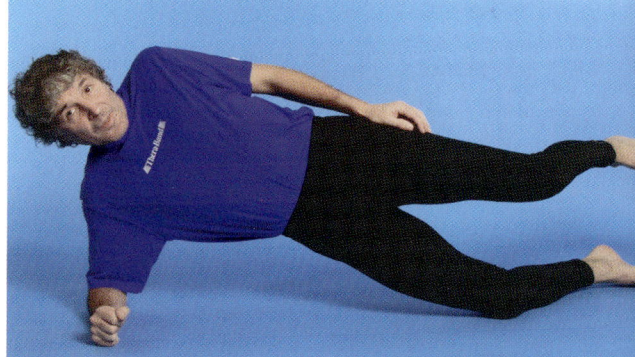

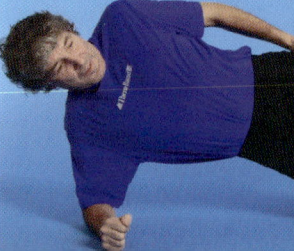

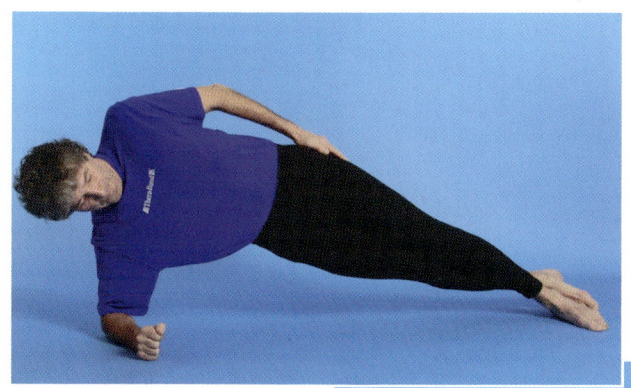

Kräftigung

Bauen Sie vermehrten Druck vom Ellbogen und Unterarm in die Unterlage auf. Spannen Sie Bauch und Po an. Heben Sie dann das Becken kontrolliert ab. Halten Sie Ihre Endposition.

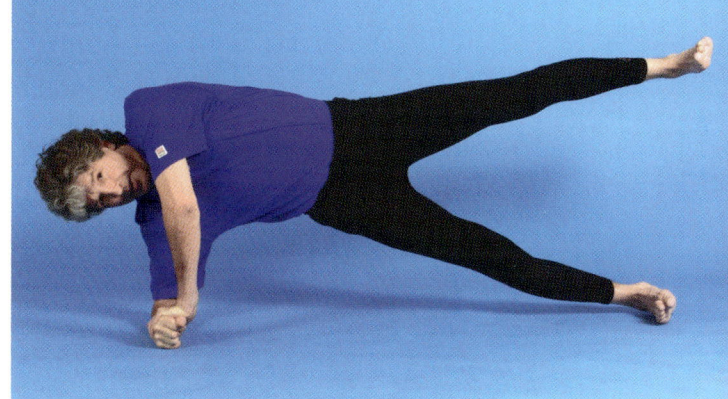

Heben Sie zusätzlich Ihr oberes Bein nach oben ab. Halten Sie die Endposition kurzzeitig oder bewegen Sie das gestreckte Bein minimal auf und ab. Vermeiden Sie ein verdrehen des Oberkörpers und ein Abknicken in der Hüfte!

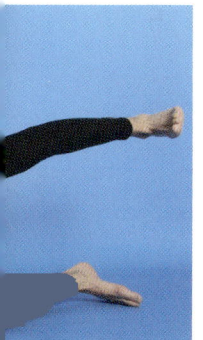

Schieben Sie Ihr oberes Bein weit fußwärts. Halten Sie die Endposition oder senken und heben Sie das gestreckte Bein minimal. Oberkörper und bewegtes Bein sind in der horizontalen Ebene zu halten. Vermeiden Sie Drehbewegungen des Oberkörpers und ein Abknicken in der Hüfte! Falls Schmerzen auftreten ist auf die einfachere Ausführung zurückzugreifen.

Übungen in Bauchlage

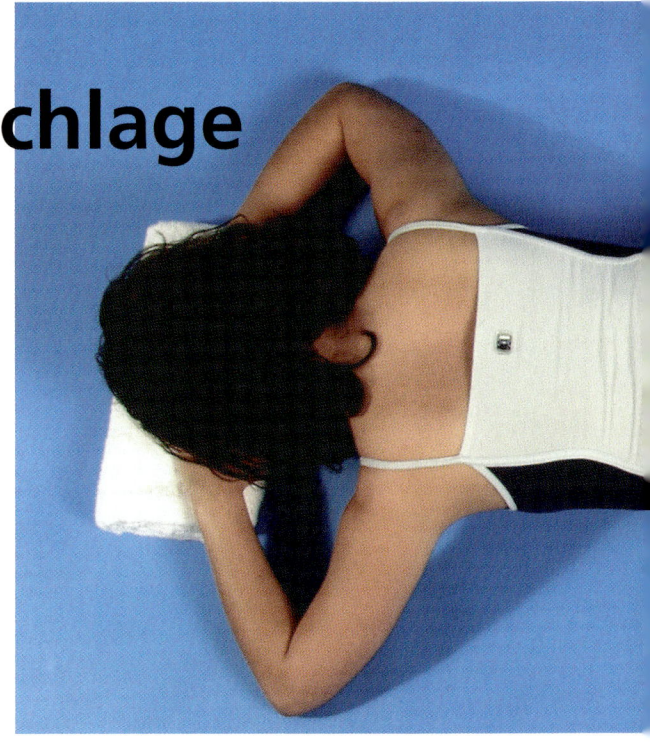

Versuchen Sie eine möglichst bequeme und schmerzfreie Lage einzunehmen. Legen Sie die Stirn auf den Händen ab. Unterlagern Sie gegebenenfalls im Leisten- und Bauchbereich. Erspüren Sie die Auflageflächen Ihres Körpers zur Unterlage.

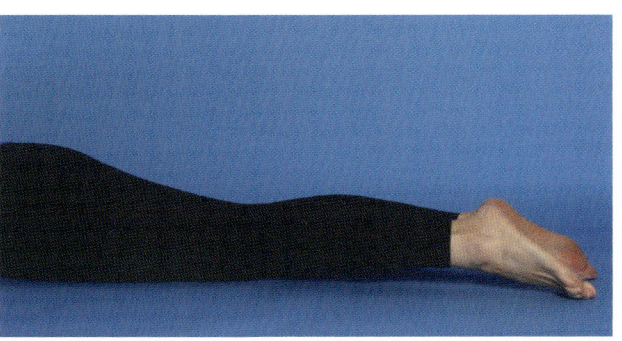

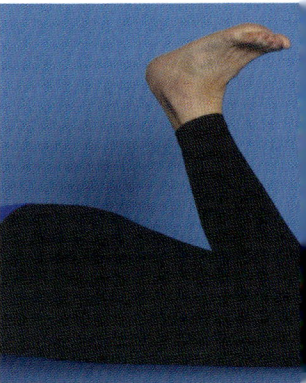

Ausgangsstellung
Konzentrieren Sie sich auf die Kontaktstellen der Beckenpunkte zur Unterlage.
Sie sollten sich – durch leichte Anspannung von Po- und Bauchmuskulatur – bei den folgenden Übungen nur wenig bewegen.

Kräftigung
Bewegen Sie die Ferse zur gleichseitigen Gesäßhälfte. Versuchen Sie das Bewegungs-

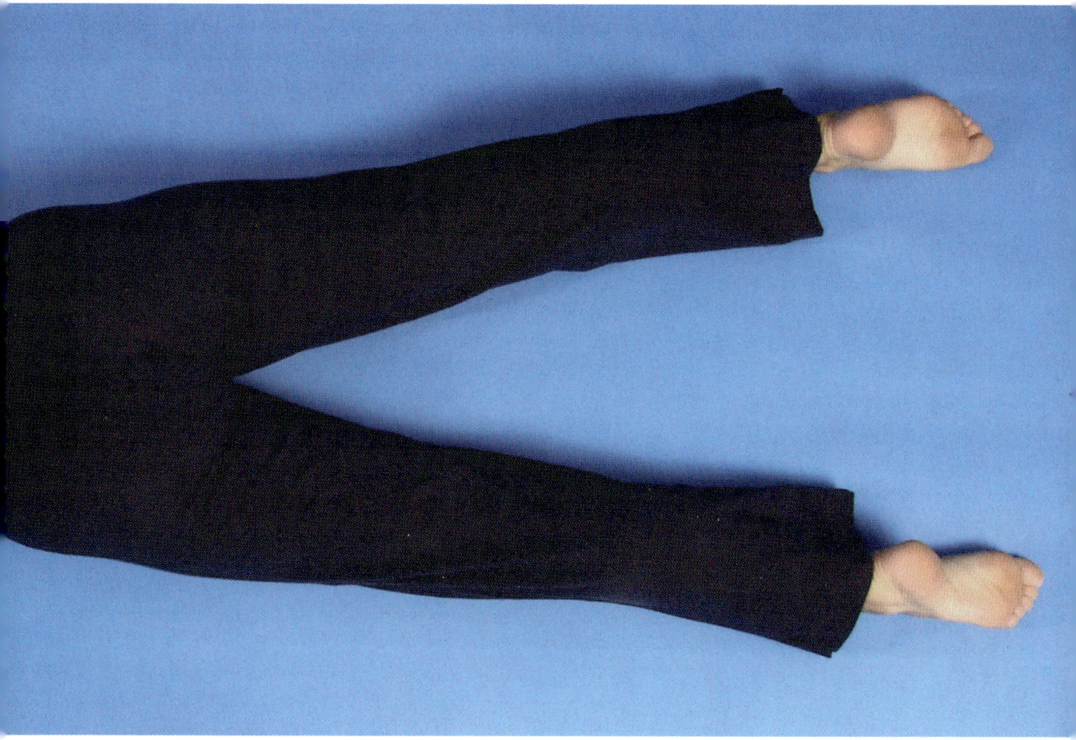

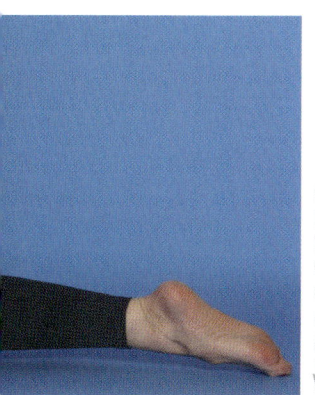

Kräftigung

Heben Sie Ihr rechtwinklig gebeugtes Knie nur leicht vom Boden ab. Halten Sie die erreichte Position kurzzeitig oder bewegen Sie das Knie in der Endposition minimal nach unten und oben. Verhindern Sie eine Hohlkreuzbildung durch anspannen der Bauch- und Gesäßmuskulatur. Vermeiden Sie ein Abheben und Wegdrehen des Beckens!

tempo zu steigern oder beide Beine im Wechsel zu bewegen. Vermeiden Sie eine Hohlkreuzbildung!

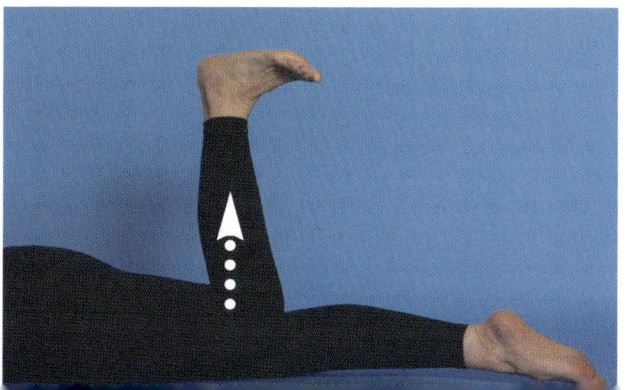

- - - - - - ➤

Ausgangsstellung
Positionieren Sie auf
dem Bauch liegend die
Ellbogen unter dem
Schultergelenk.
Spannen Sie Po- und
Bauchmuskulatur an.

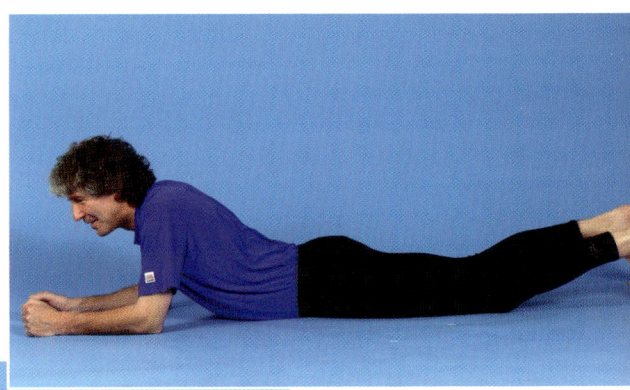

◄ - - - - - -

Kräftigung
Heben Sie den fixierten
Oberkörper und das
Becken vom Boden ab,
indem Sie den Po etwas
fersenwärts schieben.
Halten Sie unbedingt
die Spannung im Bauch
und Gesäß. Die Knie
halten Bodenkontakt.

- - - - - - ➤

Kräftigung
Bewegen Sie das im
Knie gebeugte Bein
nach oben bis in die
Waagerechte. Halten Sie
die Position oder
bewegen Sie in nur klei-
nem Bewegungsausmaß
das Knie minimal auf
und ab. Ein kleiner
Knieabstand in der Aus-
gangsposition verein-
facht die Übung.
Vermeiden Sie eine
Hohlkreuzbildung durch
ein zu starkes Bewegen
des Beines nach oben!

Lassen Sie kein Weg-
drehen der abgehobe-
nen Seite zu! Die
Beckenpunkte bleiben
auf gleicher Höhe.

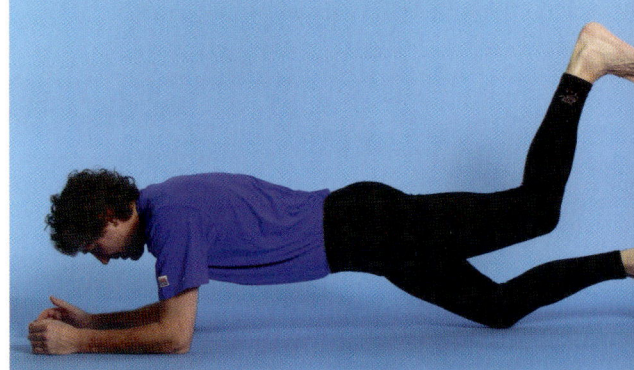

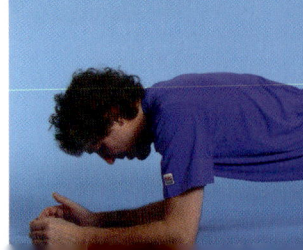

Kräftigung

Heben Sie die Knie vom Boden ab.
Halten Sie den Körper in brettartiger Spannung.
Vermeiden Sie ein passives Durchhängen der
Lendenwirbelsäule!
Falls die Endposition problemlos gehalten werden
kann, können Sie die nächste Übung ausführen.

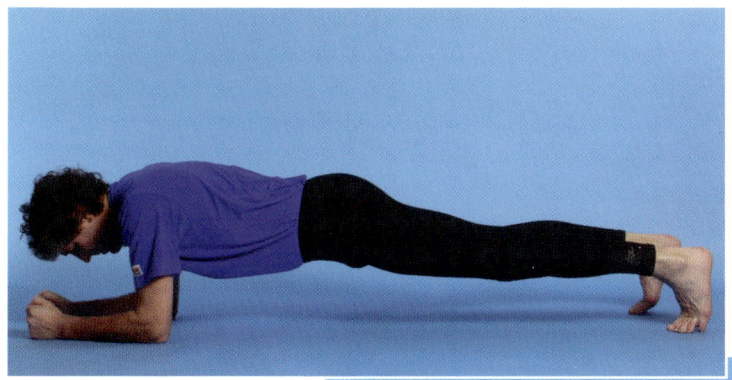

Heben Sie ein Bein
etwas vom Boden ab.
Ein geringer Abstand
der Füße vereinfacht die
Übung. Die
Rumpfspannung ist
unbedingt
aufrechtzuerhalten!

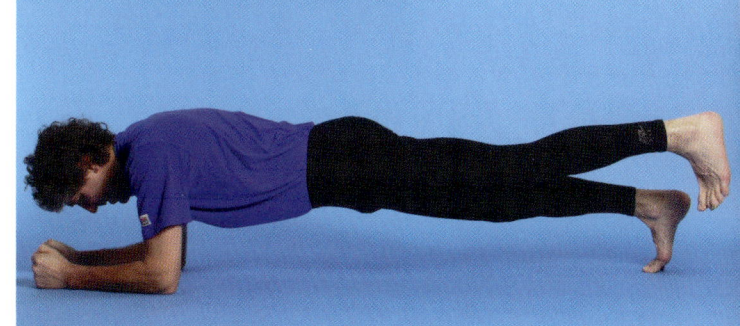

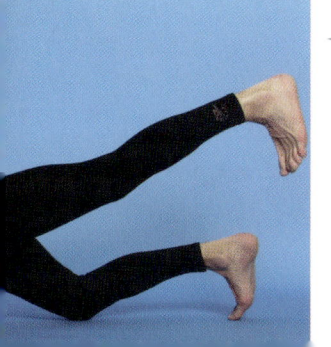

Schieben Sie den abgehobenen Unterschenkel lang
nach hinten indem Sie Ihr Knie strecken. Halten Sie
die erreichte Position, bewegen Sie das gestreckte
Bein minimal auf und ab oder bewegen Sie wiederholt und kontrolliert – aus leichter Kniebeugung –
in die Streckung.

Ausgangsstellung
Setzen Sie Ihre Hände unter den Schultergelenken und die Knie unter den Hüften auf. Die Abstützung der Arme kann über die Handfläche oder über die Faust erfolgen. Der Knieabstand ist etwa hüftbreit. Gegebenenfalls sind die Knie zu unterlagern.

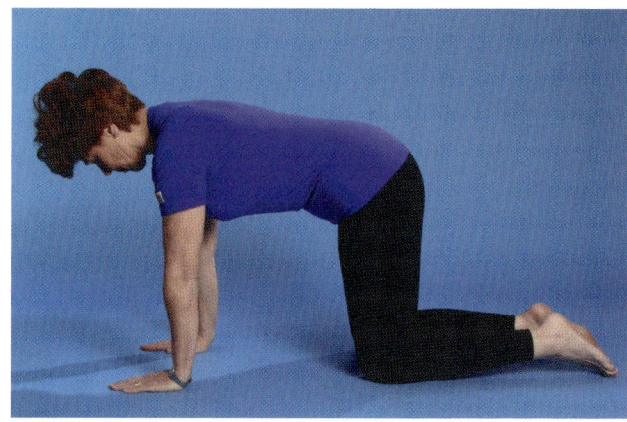

Kräftigung
Führen Sie das gebeugte Knie nach oben bis maximal in die Waagerechte. Halten Sie die erreichte Position oder bewegen Sie nur in kleinem Bewegungsausmaß das Knie etwas auf und ab. Das Bewegungsausmaß nach oben ist begrenzt. Vermeiden Sie eine Hohlkreuzbildung!

Kräftigung
Legen Sie das Theraband knapp oberhalb des Knies um den Oberschenkel und fixieren Sie es unter dem gegenseitigen Knie. Bewegen Sie das Bein wie in der vorherigen Übung.

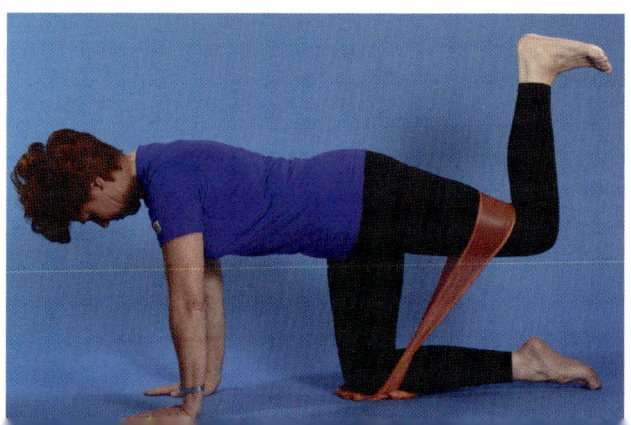

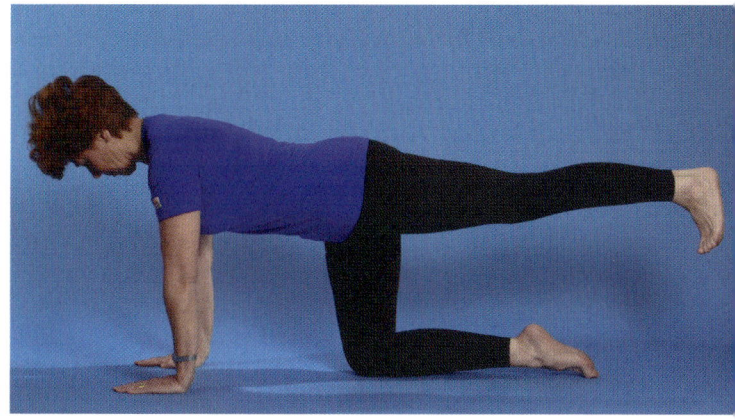

Kräftigung

Schieben Sie das Bein weit fußwärts in die volle Kniestreckung und nach oben bis in die Waagerechte. Halten Sie die erreichte Position. Führen Sie das ge-strek-kte Bein kontrolliert in kleinen Bewegungen nach oben und unten oder bewegen Sie wiederholt aus einer leichten Kniebeugung in die Streckung. Das Bewegungsausmaß ist begrenzt, vermeiden Sie ein Hohlkreuz!

Kräftigung

Legen Sie das Theraband fersennah um die Fußsohle und fixieren Sie es unter der gleichseitigen Hand. Bewegen Sie dann das Bein gegen den Widerstand des Bandes weit fußwärts in die Streckung nach hinten-oben. Halten Sie die erreichte Streckung oder schieben Sie wiederholt aus unterschiedlichen Kniebeugepositionen in die Streckung. Das nachge-bende Zurückgehen erfolgt langsam und kontrolliert.

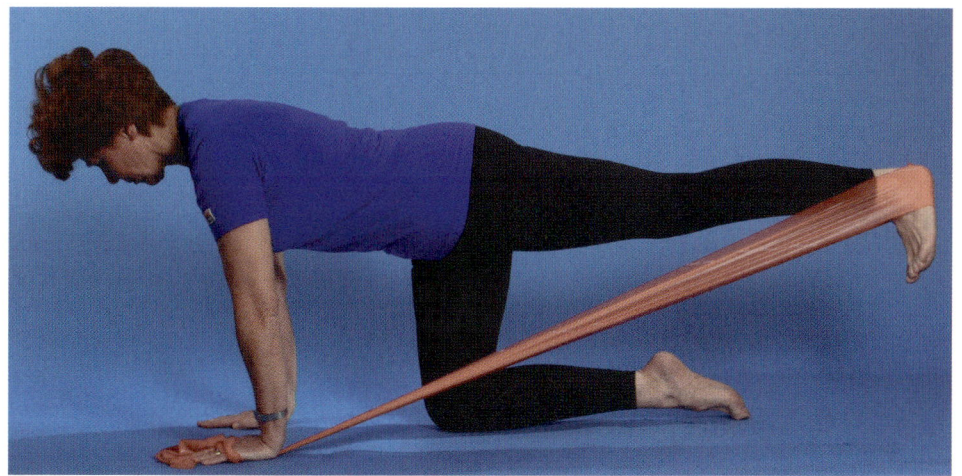

Übungen im Sitz

Nehmen Sie eine aufrechte Sitzposition ein und richten Sie Ihren Blick nach vorn. Wählen Sie Ihren Sitz so, dass die Sitzfläche sich über Ihrer Kniehöhe befindet. Der Abstand zwischen Ihren Knien sollte mindestens hüftbreit sein. Die Füße stehen etwas senkrecht unter Ihren Knien und zeigen leicht nach außen. Die Koordinations- und Mobilisationsübungen lassen sich leicht in den Alltag integrieren. Bei den kräftigenden Übungen kann bei entsprechender Körpergröße oder Knieproblematik ein Stuhl auch durch den Tisch ersetzt werden.

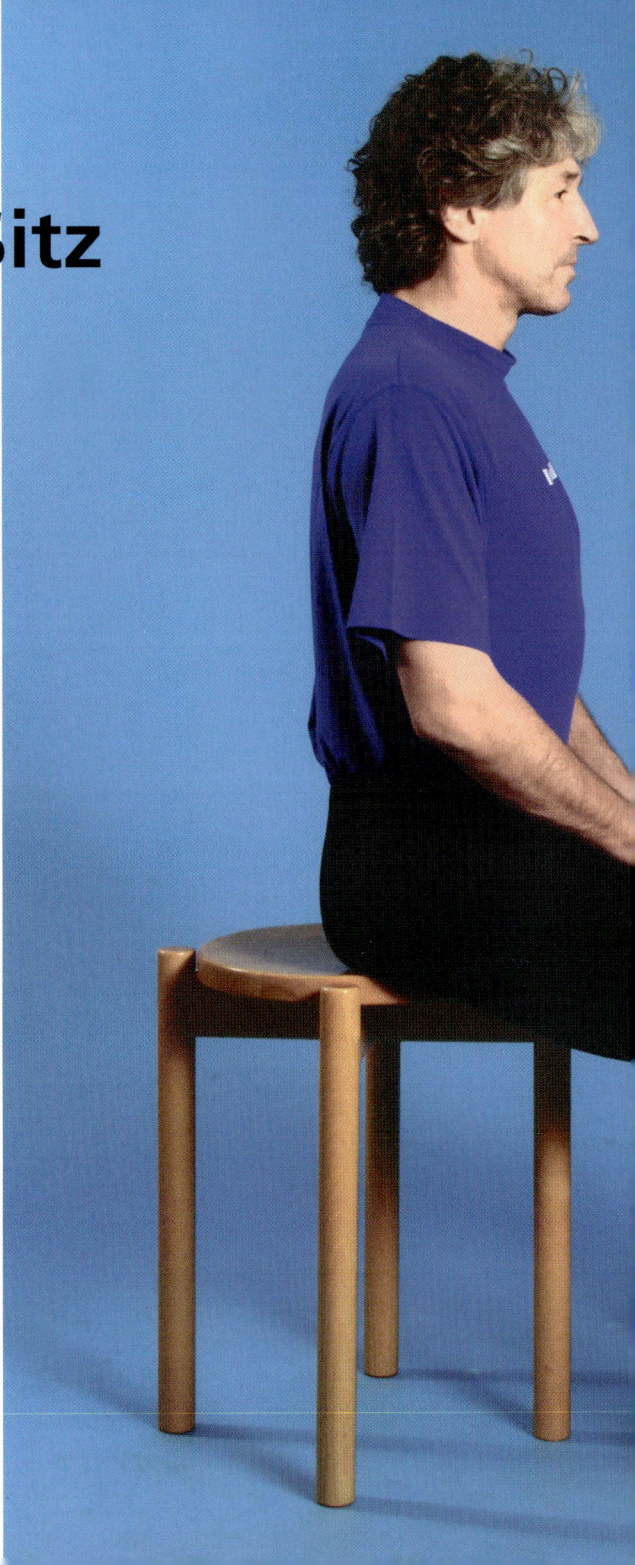

Koordination

Versuchen Sie die Kontaktfläche zwischen Fuß und Unterlage wahrzunehmen.
Erspüren Sie die Auflagepunkte und Druckverhältnisse.
Vergleichen Sie linke und rechte Seite sowie Vor-, Mittel- und Rückfuß.

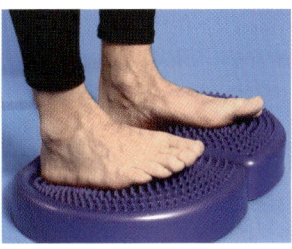

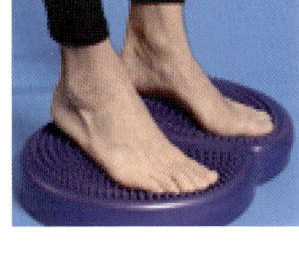

Koordination

Verstärken Sie den Druck unter der Fersenmitte.

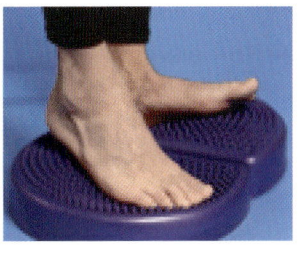

Koordination

Verstärken Sie den Druck unter dem Vorfuß. Die Kontaktzone unter dem Großzehenballen ist besonders zu beachten.

Wahrnehmung

Bauen Sie erst Druck im Fersenbereich auf und verlagern Sie dann die Belastung über den Mittelfuß auf die Zehenballen.
Versuchen Sie die Übung auch mit beiden Füßen gleichzeitig in entgegengesetzter Bewegungsrichtung auszuführen.
Die Bewegungsgeschwindigkeit kann zunehmend gesteigert werden.

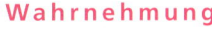

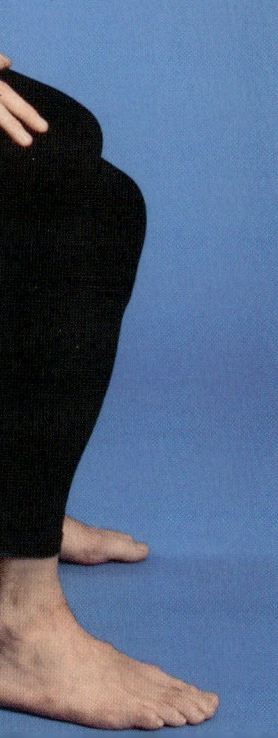

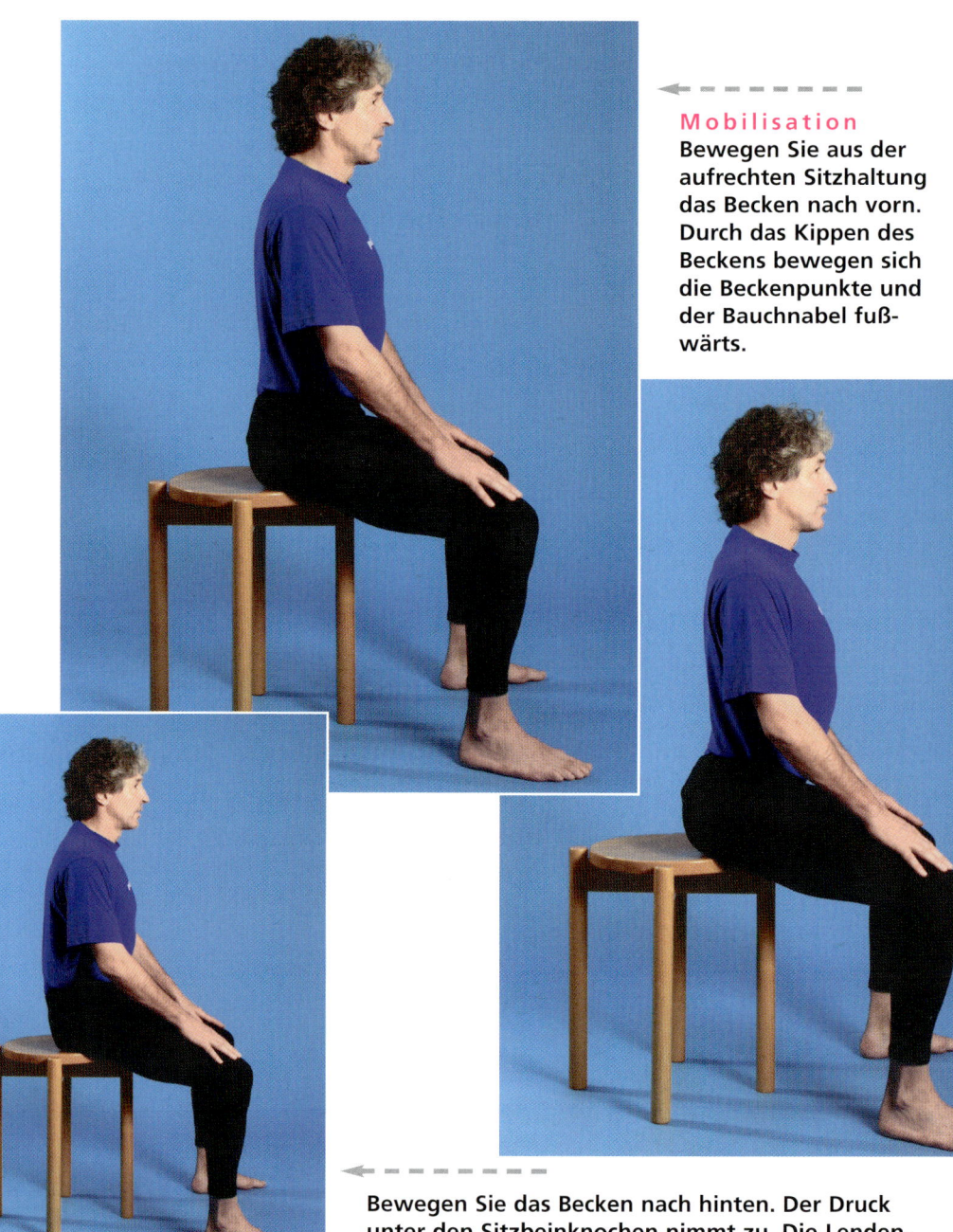

Mobilisation
Bewegen Sie aus der aufrechten Sitzhaltung das Becken nach vorn. Durch das Kippen des Beckens bewegen sich die Beckenpunkte und der Bauchnabel fußwärts.

Bewegen Sie das Becken nach hinten. Der Druck unter den Sitzbeinknochen nimmt zu. Die Lendenwirbelsäule wölbt sich dezent nach hinten.

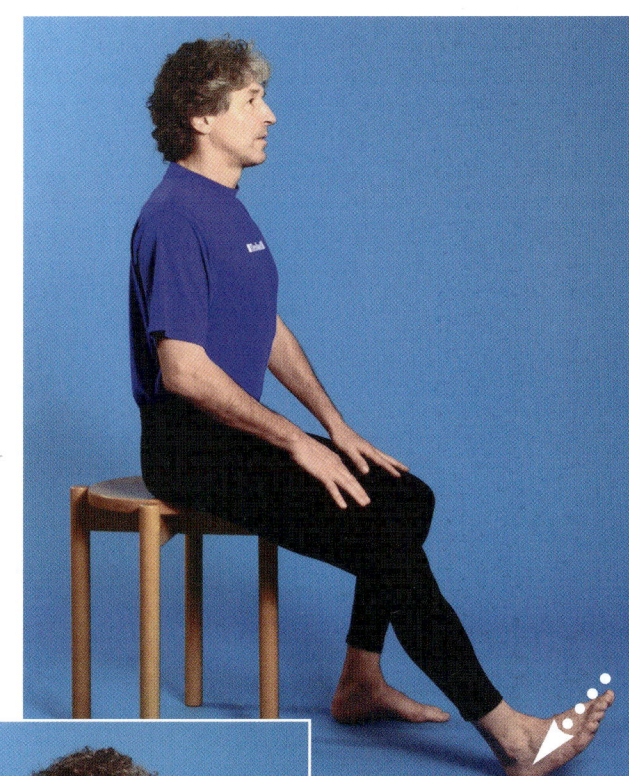

Kräftigung
Drücken Sie die Ferse
des leicht gebeugten
Knies nach hinten-
unten. Die Anspannung
der Muskulatur ist auf
der Rückseite des Beines
tastbar.
Achten Sie auf eine
aufrechte Haltung des
Oberkörpers!

- - - - - - →

Dehnung
Neigen Sie den fixierten
Oberkörper über das
leicht gebeugte oder
gestreckte Knie soweit
nach vorne bis auf
der Rückseite des
Oberschenkels eine
Dehnspannung wahr-
zunehmen ist.
Halten Sie den Ober-
körper möglichst gerade
und vermeiden Sie
einen Rundrücken!

← - - - - - -

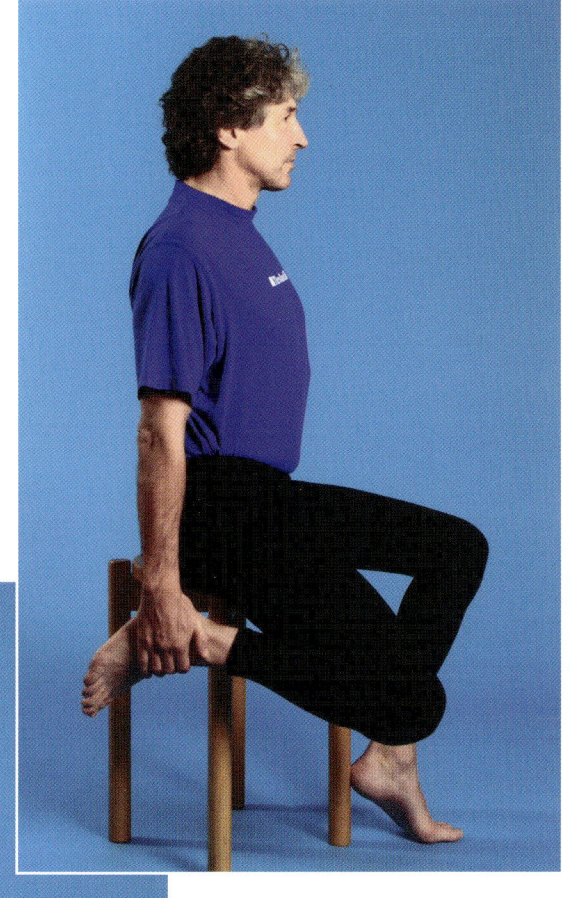

------>

Ausgangsstellung
Setzen Sie sich so, dass für das zu dehnende Bein Bewegungsfreiheit nach hinten besteht. Stabilisieren Sie die Sitzposition durch einen sichernden Griff auf der Gegenseite.

<----- - - - - -

Dehnung
Fassen Sie den Fuß und führen Sie das Knie soweit nach hinten bis auf der Oberschenkelvorderseite eine leichte Dehnspannung wahrzunehmen ist.
Eine „Armverlängerung" mittels Handtuch oder der Griff am Hosenbein erleichtert die Bewegungsausführung.

- - - - - - - ➤

Kräftigung
Verstärken Sie in aufrechter Körperhaltung über das muskuläre Anspannen zunehmend den Druck auf beide Fußsohlen. Die Veränderung der Muskelspannung ist am Oberschenkel tastbar. Die Knie befinden sich über den Füßen und weichen nicht aus der Senkrechten ab.

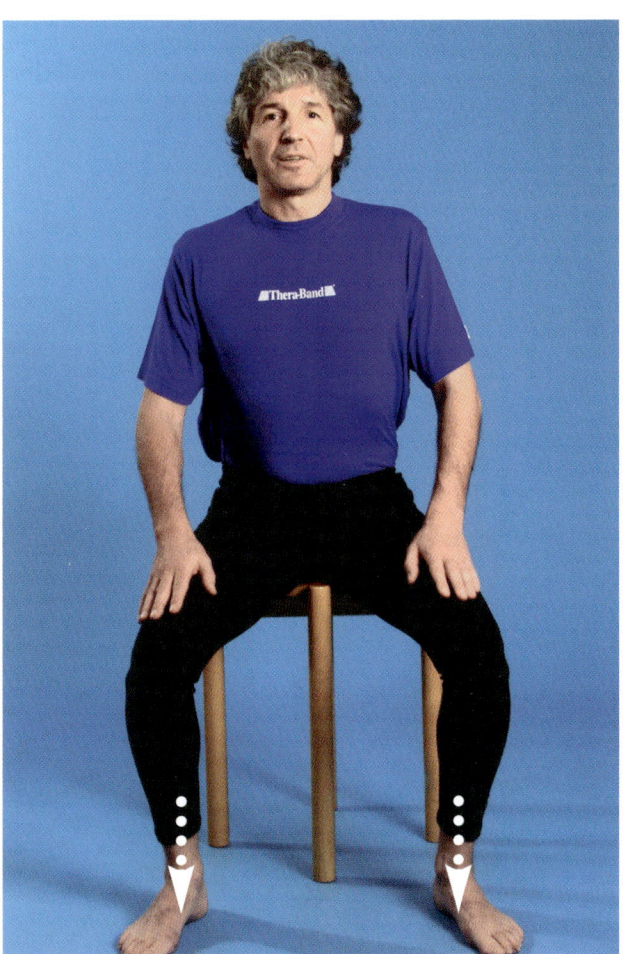

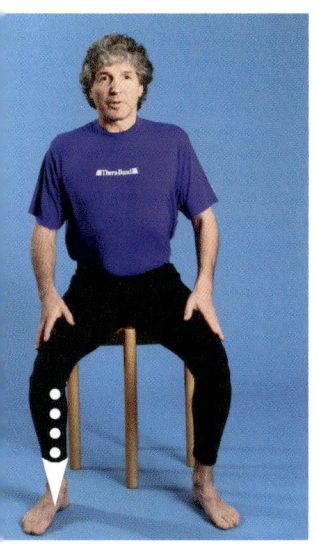

Kräftigung
Verstärken Sie den Druck nur unter einem Fuß.
Der Druckaufbau kann im Wechsel links – rechts erfolgen.

Übungstipp

So bitte nicht!

Der Oberkörper ist ruhig zu halten. Vor allem seitliche Bewegungen sind auch bei einer Temposteigerung der Anspannung und des Belastungswechsels zu vermeiden!

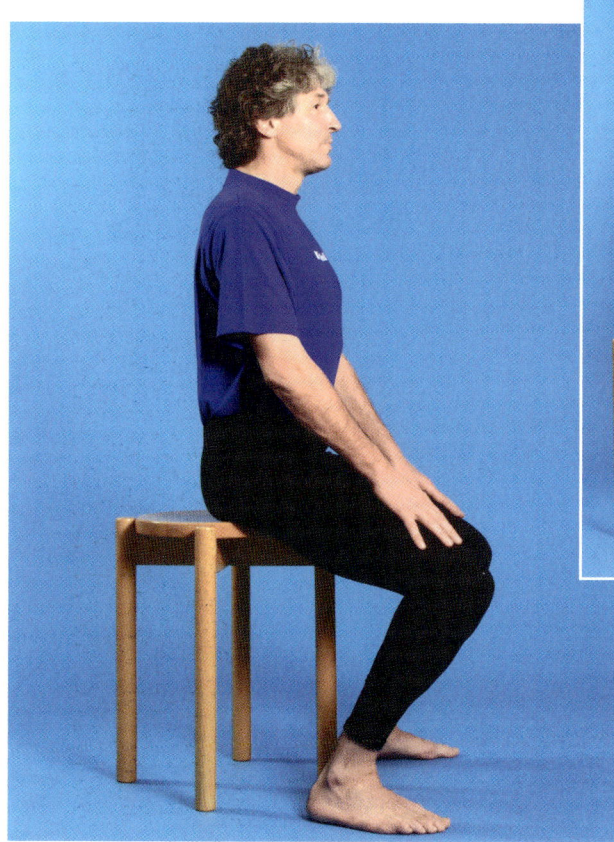

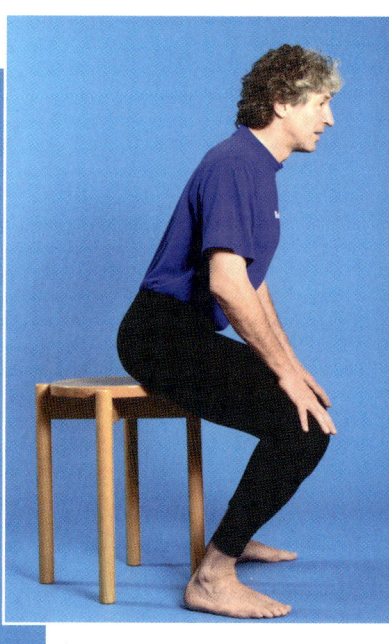

Neigen Sie den in aufrechter Haltung fixierten Oberkörper nach vorne. Die Belastung im Vorfußbereich erhöht sich.

Ausgangsstellung
Stellen Sie bei aufrechtem Oberkörper die Füße deutlich nach hinten. Der Abstand von den Knien und Füßen ist hüftbreit. Die Knie befinden sich über oder leicht vor der Fußspitze.

Kräftigung
Verstärken Sie den Druck auf den Vorfußbereich aktiv so, bis der Po sich minimal vom Sitz abhebt. Halten Sie die erreichte Position kurz. Senken Sie den Po langsam wieder auf die Sitzfläche. Der aktive Druck auf den Fuß und die aufrechte Haltung der Wirbelsäule sind während der gesamten Übung beizubehalten.

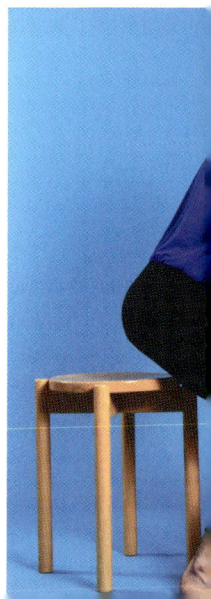

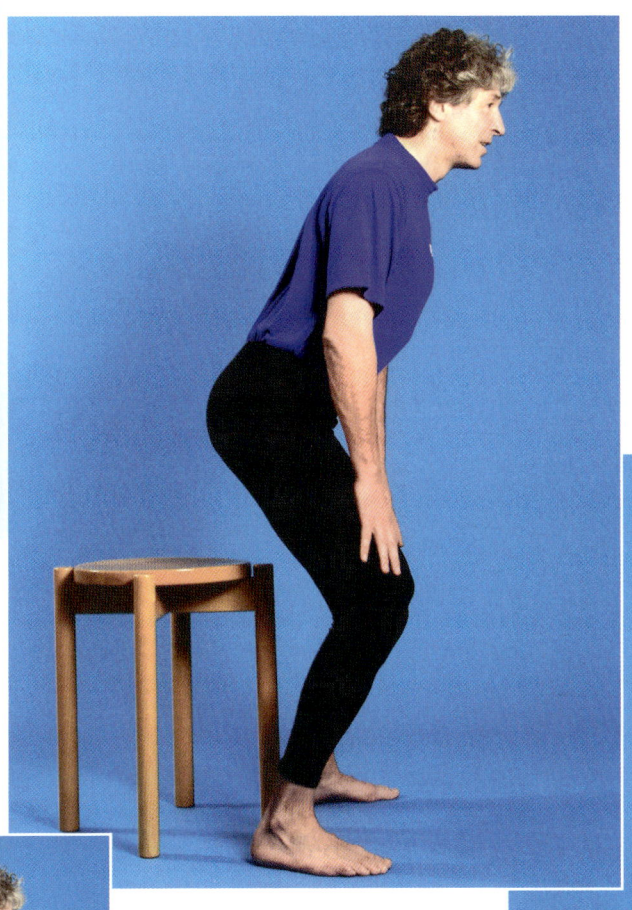

← – – – – – –

Kräftigung
Vergrößern Sie langsam den Abstand zur Sitzfläche. Verharren Sie kurzzeitig in verschiedenen Hubhöhen. Verkleinern oder erhöhen Sie den Abstand von Po und Sitz. Drücken Sie sich hoch bis in den aufrechten Stand.

– – – – – – →

Der Fußsohlendruck ist durchgehend aufrecht-zuerhalten. Vermeiden Sie von der Beinachse abweichende Bewegungen des Knies nach innen oder außen!

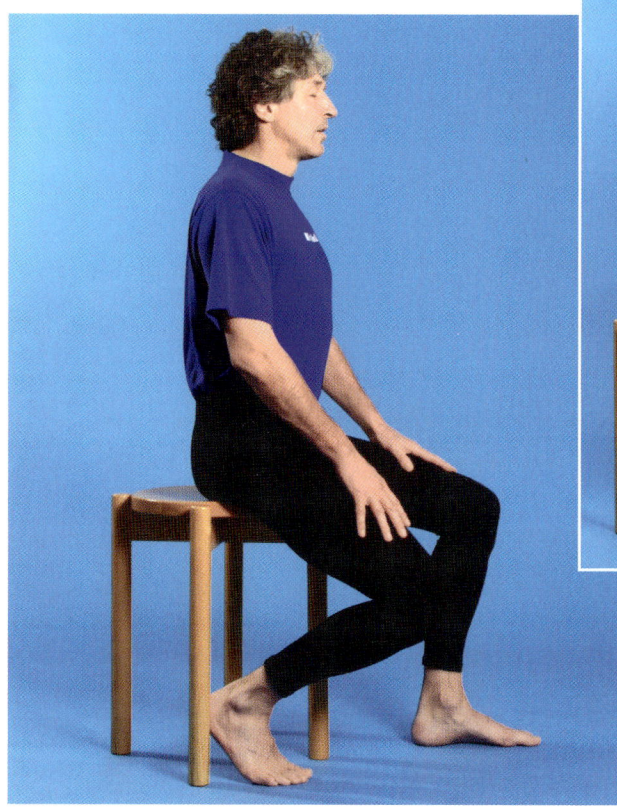

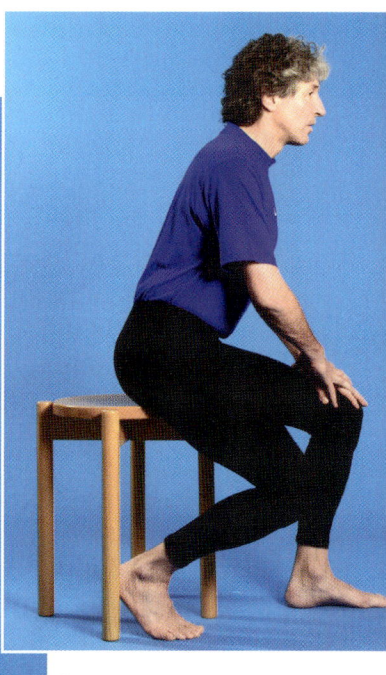

Neigen Sie den in auf-
rechter Haltung fixierten
Oberkörper nach vorn.
Das Abstützen mit den
Händen auf dem
Oberschenkel erleichtert
die Übung.

Ausgangsstellung

Setzen Sie einen Fuß deutlich nach hinten in etwa
unter den Po. Die zurückgestellte Ferse darf abheben. Der Vorfuß hat vor allem über den Großzehenballen deutlichen Kontakt zum Boden.

Kräftigung

Verstärken Sie den Druck auf den zurückgestellten Vorfuß
aktiv so, dass der Po sich minimal von der Sitzfläche abhebt.
Halten Sie die Position. Senken Sie dann den Po langsam
wieder ab.
Während der gesamten Übung ist unbedingt der aktive Druck
über den Fuß und die aufrechte Haltung der fixierten Wirbelsäule beizubehalten. Die Haltedauer und Bewegungsgeschwindigkeit sind veränderbare Größen. Vermeiden Sie von
der Beinachse abweichende Bewegungen des Knies!

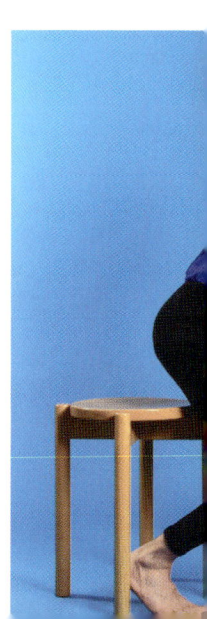

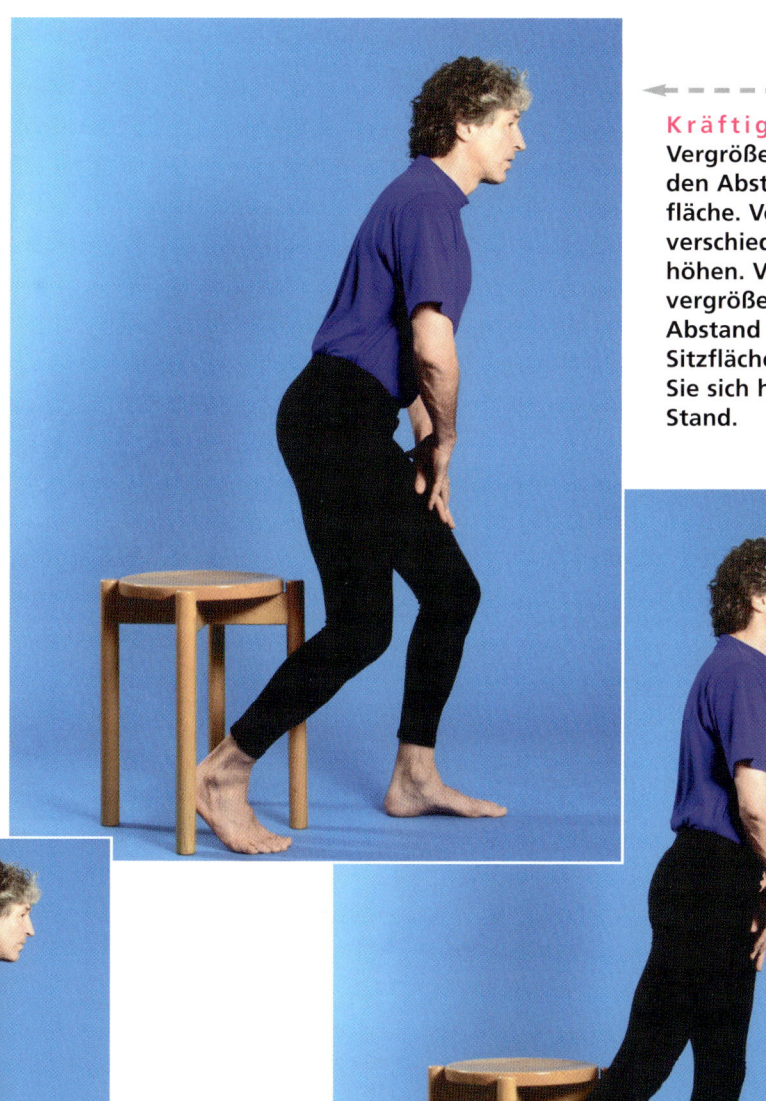

Kräftigung
Vergrößern Sie langsam den Abstand zur Sitzfläche. Verharren Sie in verschiedenen Hubhöhen. Verringern oder vergrößern Sie den Abstand von Po zur Sitzfläche oder drücken Sie sich hoch bis in den Stand.

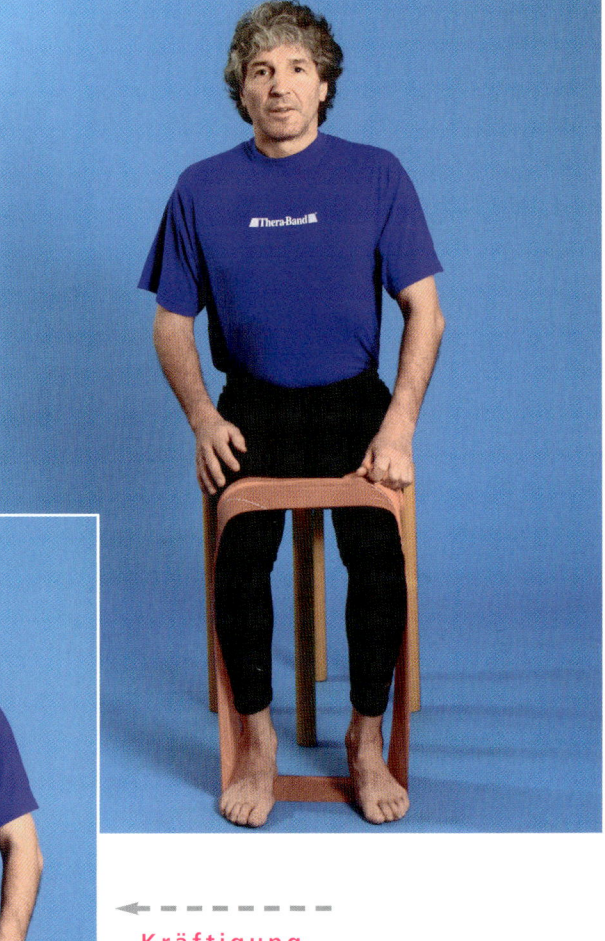

- - - - - - ➤

Ausgangsstellung
Stellen Sie beide Füße
auf das Theraband.
Legen Sie das Band
oberhalb der Knie um
die Oberschenkel.
Das Knie ist senkrecht
über dem Fuß
positioniert.

◄ - - - - - -

Kräftigung
Setzen Sie bei aufrechtem Oberkörper
nur ein Bein nach außen. Das Knie
bleibt während der ganzen Bewegung
senkrecht über dem Fuß. Das Zurück-
setzen erfolgt langsam und kontrolliert.
Fixieren Sie das Theraband durch
Fußdruck vom Gegenbein.

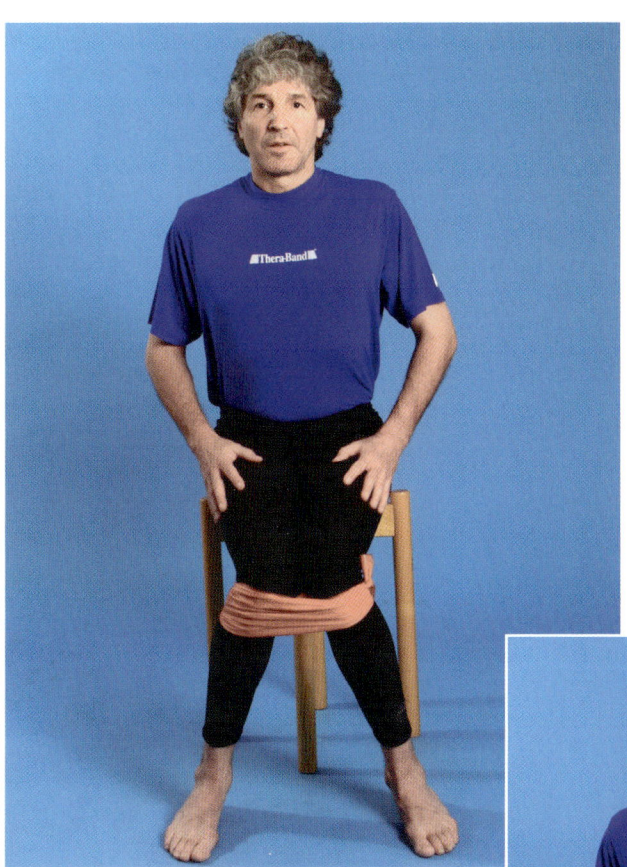

← - - - - - - -

Ausgangsstellung
Wählen Sie einen
minimalen Knie- aber
großen Fußabstand.
Legen Sie das Thera-
band knapp unterhalb
der Knie an. Halten Sie
den Oberkörper auf-
recht! Lassen Sie keinen
runden Rücken zu.

- - - - - - - →

Kräftigung
Bewegen Sie beide Knie gleichzeitig
gegen deutlichen Bandwiderstand
nach außen. Die Knie befinden sich in
der Endposition senkrecht über den
Füßen. Halten Sie die erreichte Position
oder bewegen Sie die Knie in kleinen
rhythmischen Bewegungen. Das
Nachgeben der Knie nach innen erfolgt
möglichst langsam.

------>

Ausgangsstellung
Stellen Sie Ihre Füße in deutlichem Abstand auf das Theraband. Wählen Sie einen möglichst kleinen Knieabstand. Führen Sie das Band um die Fußaußenkanten zwischen beiden Unter- schenkeln nach innen und oberhalb der Knie wieder nach außen. Geben Sie über das Band Druck auf die Oberschenkel nach innen.

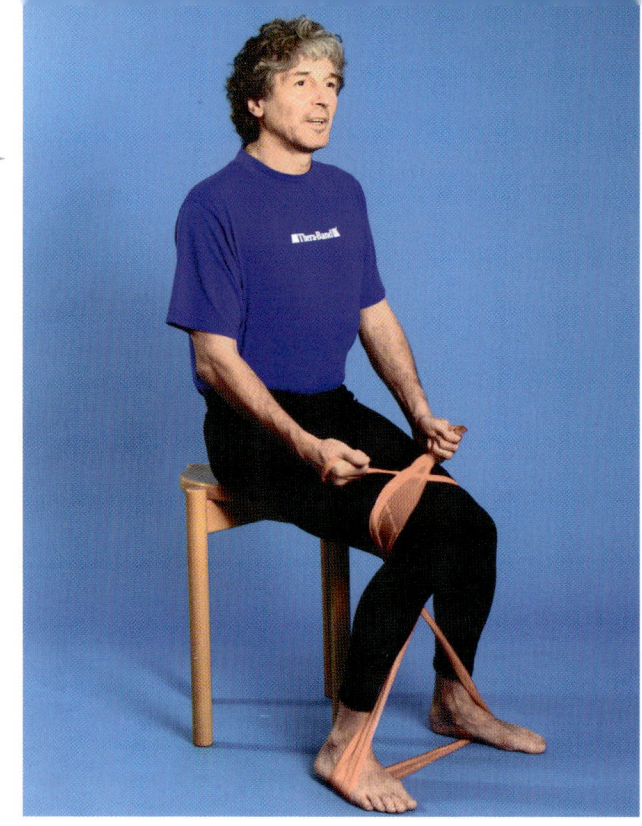

<------

Kräftigung
Bewegen Sie beide Knie gegen den gehaltenen Bandwiderstand nach außen. Halten Sie die erreichte Position.

------>

Kräftigung
Neigen Sie den fixierten Oberkörper leicht nach vorn. Heben Sie unter Fußsohlendruck den Po leicht ab. Halten Sie die Position oder senken Sie das Gesäß langsam ab.

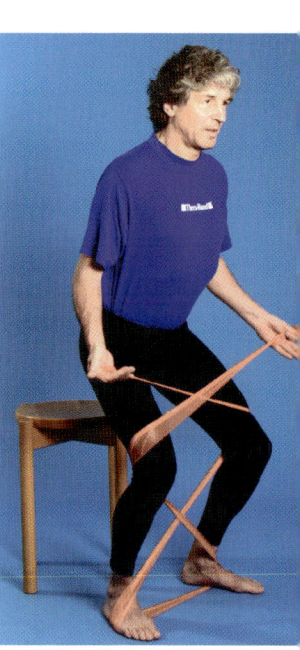

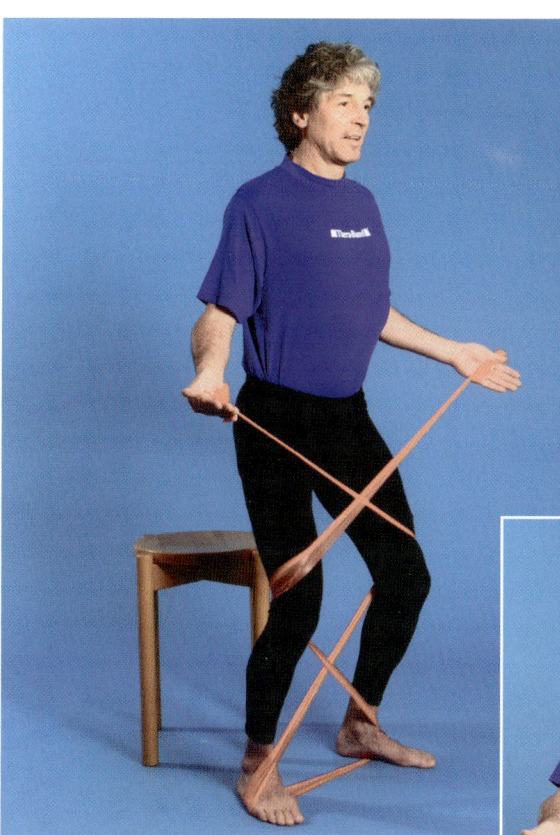

Kräftigung
Vergrößern Sie den Abstand zur Sitzfläche. Verharren Sie in schiedenen Hubhöhen. Drücken Sie sich hoch bis in den aufrechten Stand. Halten Sie während der gesamten Übung die Zugspannung des Bandes möglichst hoch.

Lassen Sie bei den Kräftigungsübungen keine Bewegung der Knie nach innen zu! Achten Sie auf einen hohen Fußsohlendruck und eine aufrechte Haltung des Oberkörpers.
Ziehen Sie die Schultern nicht hoch!

Übungen im Stand

Nehmen Sie im Stand eine aufrechte Körperhaltung ein und schauen Sie nach vorne.
Stellen Sie Ihre Füße in hüftbreitem Abstand auf.
Ihre Knie sind leicht gebeugt, befinden sich über den Füßen und zeigen wie diese nach vorne.
Versuchen Sie die Kontaktstellen zwischen Fuß und Boden wahrzunehmen.
Erspüren Sie die Auflageflächen und Druckverhältnisse.
Vergleichen Sie die Bedingungen auf der linken und rechten Seite sowie unter dem Vor-, Mittel- und Rückfuß.

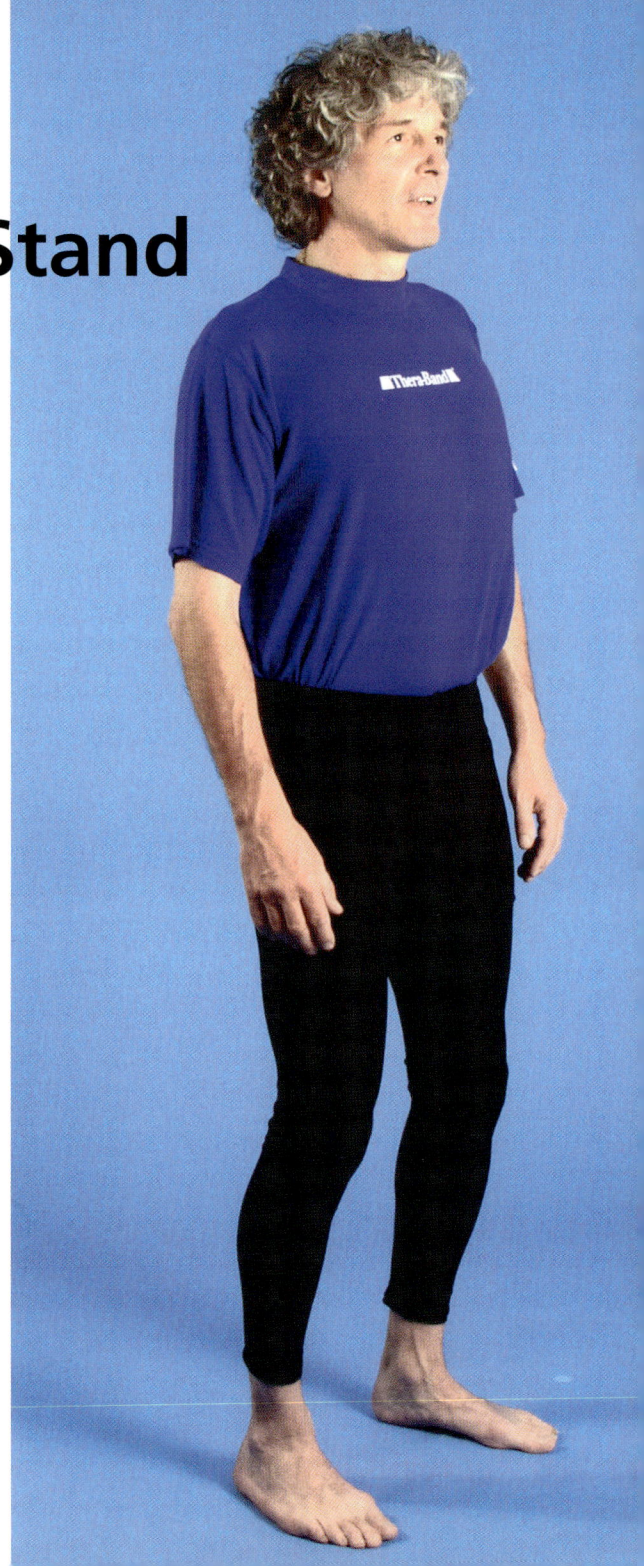

Koordination
Neigen Sie unter Beibehaltung der Ausgangshaltung Ihren „erstarrten" Körper nach vorne und anschließend nach hinten. Die Bewegung des fixierten Körpers erfolgt langsam und in nur kleinem Bewegungsausmaß. Die Verlagerung nach vorne verstärkt den Druck im Vorfußbereich, die Fersen heben leicht ab. Die Rückwärtsbewegung erhöht die Fersenbelastung.

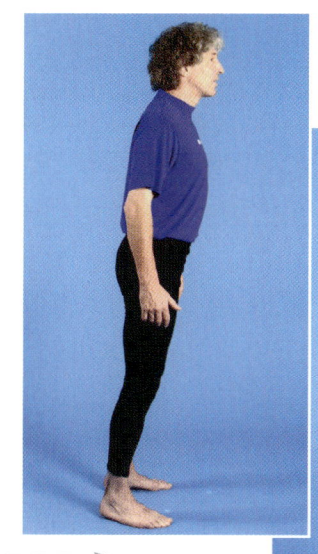

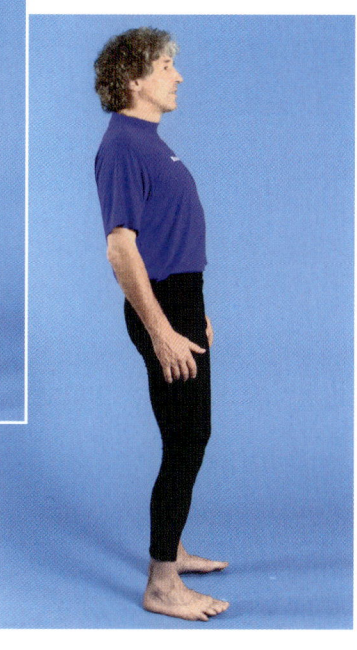

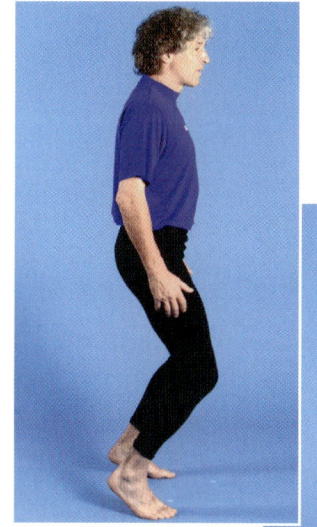

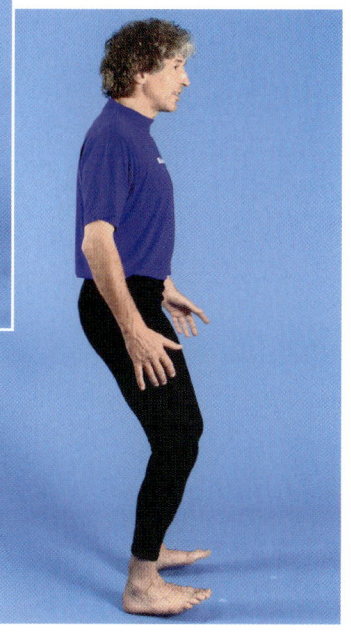

Koordination
Verstärken Sie den Druck auf beide Vorfüße sowie Großzehenballen und heben Sie die Fersen vom Boden ab. Die Knie bewegen sich nach vorne – nicht nach außen! Erhöhen Sie anschließend die Fersenbelastung und heben Sie die Vorfüße leicht ab. Führen Sie die Bewegung von Ferse über Mittel- auf den Vorfuß und zurück, erst langsam und dann schneller aus. Halten Sie den Oberkörper ruhig!

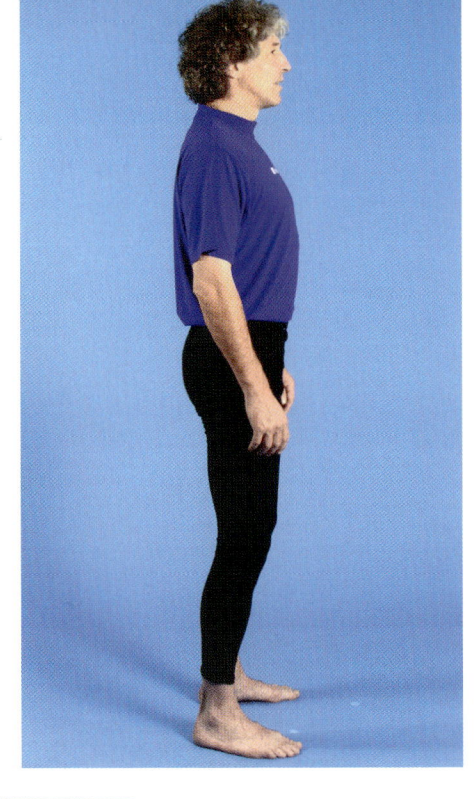

Ausgangsstellung
Wählen Sie Ihren Stand
so, dass unter beiden
Füßen möglichst gleich-
mäßige Belastungs-
verhältnisse vorliegen.

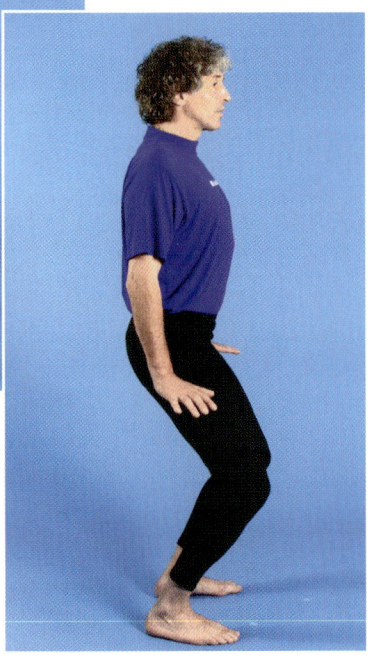

Kräftigung
Verstärken Sie den
Druck beidseits auf die
gesamte Fußsohle.
Senken Sie – unter
Beibehaltung des hohen
Drucks der Füße gegen
den Boden – den Po
Richtung Ferse.
Halten Sie die erreichte
Endposition. Drücken
Sie sich dann langsam
wieder in die Streckung.
Bei korrekter und
schmerzfreier Bewe-
gungsausführung kann
die Bewegungs-
geschwindigkeit erhöht
werden.

Kräftigung

Verstärken Sie wiederum den Druck auf beide Fußsohlen. Unterstützen Sie die Ganzkörperspannung durch aktiven Schub von Armen und Händen.

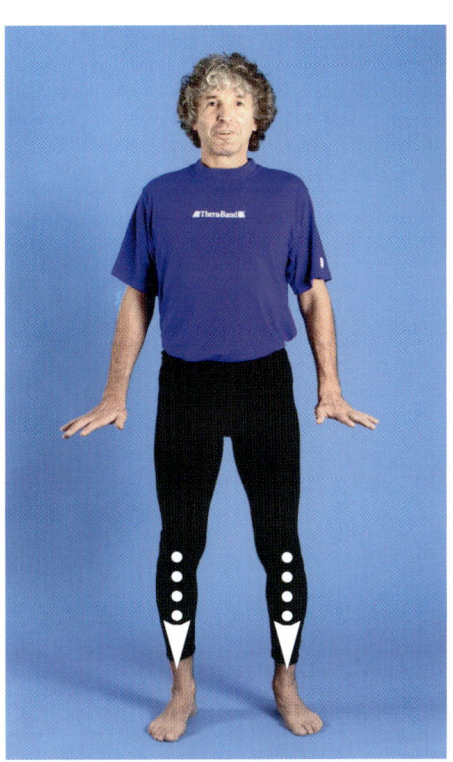

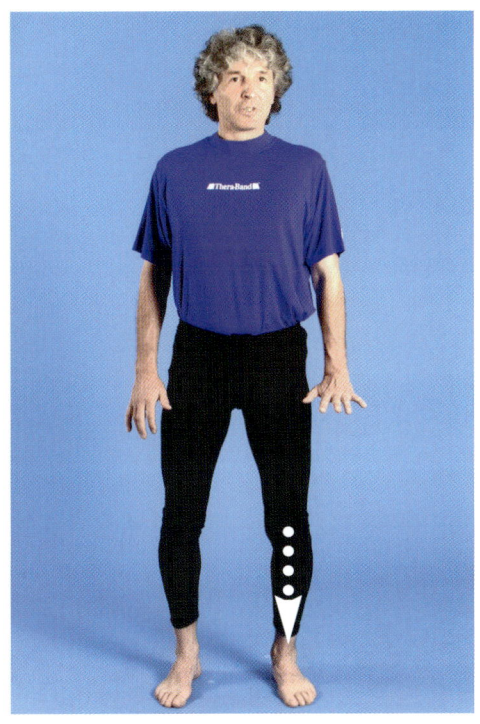

Kräftigung

Verstärken Sie den Druck nur unter einem Fuß. Die Anspannungsdauer und das Tempo eines Belastungswechsels links-rechts kann variabel gestaltet werden.

Übungstipp

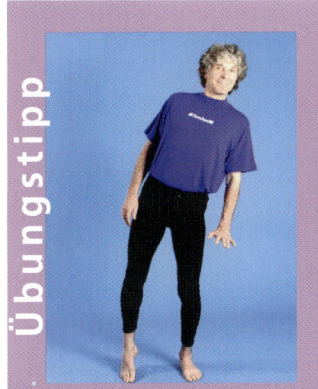

So bitte nicht!

Vermeiden Sie Bewegungen des Oberkörpers zur Seite! Eine vermehrte Druckbelastung unter einem Fuß durch passive Gewichtsverlagerung ist nicht erwünscht.

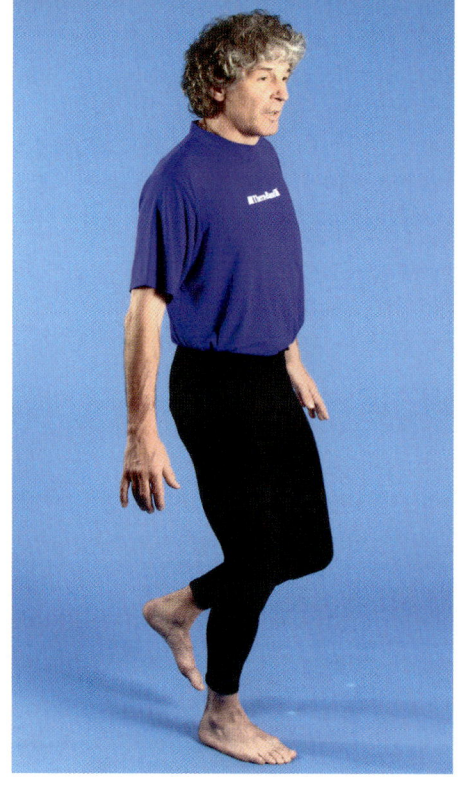

- - - - - - →

Ausgangsstellung

Heben Sie bei einer engen Fußstellung
ein Bein vom Boden ab. Das Knie des
Standbeins ist leicht gebeugt und zeigt
nach vorne. Spiel- und Standbein
berühren sich nicht.
Halten Sie Ihren Oberkörper
möglichst ruhig!

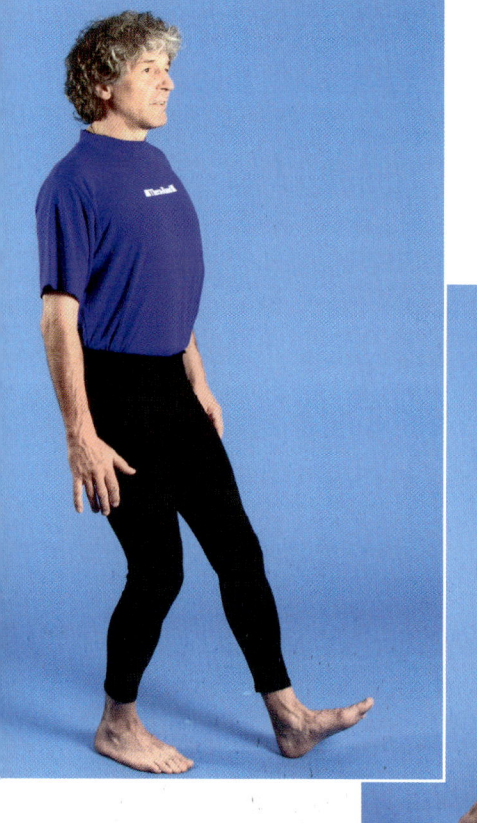

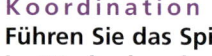

← - - - - - -

Koordination

Führen Sie das Spielbein
im Wechsel nach vorne
und hinten. Berühren
Sie den Boden vorne mit
der Ferse und hinten mit
dem Vorfuß. Das Knie
des Standbeins ist leicht
gebeugt.
Die Spielbeinbewegung
kann auch ohne
Bodenkontakt erfolgen.
Achten Sie weiterhin
auf einen ruhigen
Oberkörper!

Wählen Sie für die folgende Übung Ihren Stand so, dass Sie sich bei Bedarf abstützen können.

Ausgangsstellung
Heben Sie ein Bein soweit an, dass Sie den Fuß direkt oder mittels eines Handtuches fassen können. Halten Sie das Standbein im Knie leicht gebeugt. Spannen Sie die Bauch- und Po-muskulatur an.

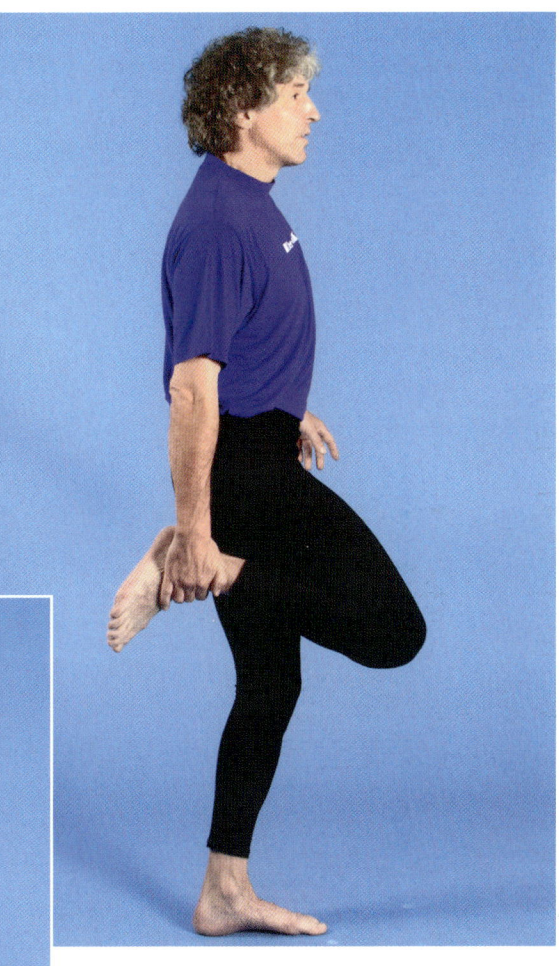

Dehnung
Führen Sie den Oberschenkel soweit nach hinten und die Ferse Richtung Po, bis Sie auf der Oberschenkelvorderseite eine Dehnspannung wahrnehmen. Lassen Sie kein Hohlkreuz zu! Bleiben Sie mit dem ruhig gehaltenen Ober-körper in der Senkrechten!

‑ ‑ ‑ ‑ ‑ ‑ ‑ ➤

Ausgangsstellung
Wählen Sie einen sicheren und mehr als hüftbreiten Stand. Die Füße zeigen nach vorne, die Knie sind leicht gebeugt oder gestreckt.

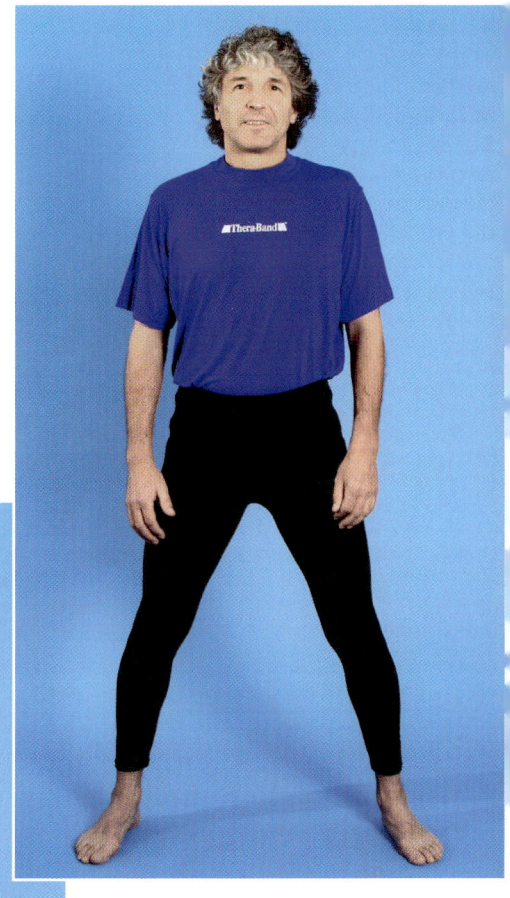

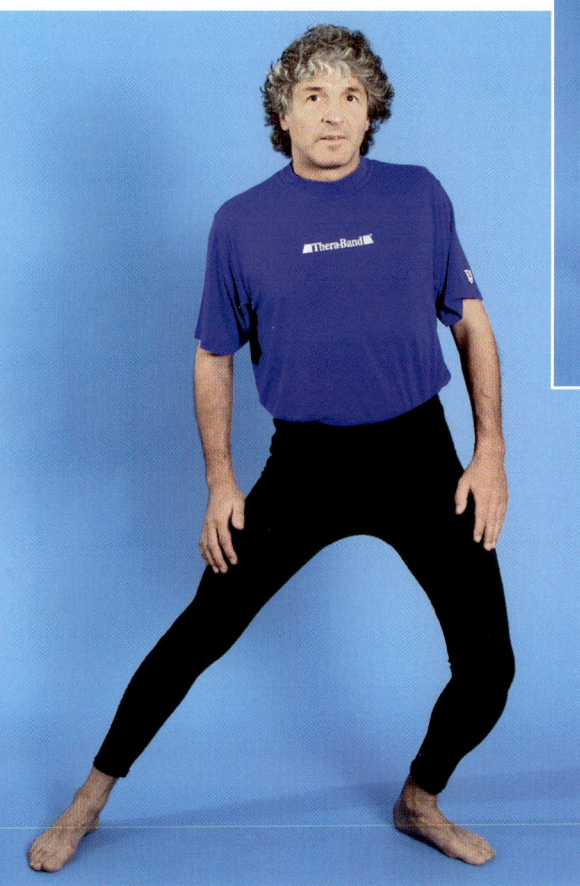

◀ ‑ ‑ ‑ ‑ ‑ ‑ ‑

Dehnung
Schieben Sie das Becken in der Körperebene nach links bis auf der Innenseite des rechten Oberschenkels eine Dehnung wahrnehmbar wird.
Das linke Knie kommt in vermehrte Beugung und zeigt ebenso wie der rechte Fuß etwas nach außen.
Vermeiden Sie ein Abknicken und Verdrehen des Oberkörpers!

Ausgangsstellung
Wählen Sie einen auf-
rechten Stand mit der
Möglichkeit sich bei
Bedarf vorn abzustüt-
zen. Ihre Fußspitzen zei-
gen leicht nach außen,
die Fersen haben auf
der Innenseite direkten
oder wie im Bild indirek-
ten Kontakt.

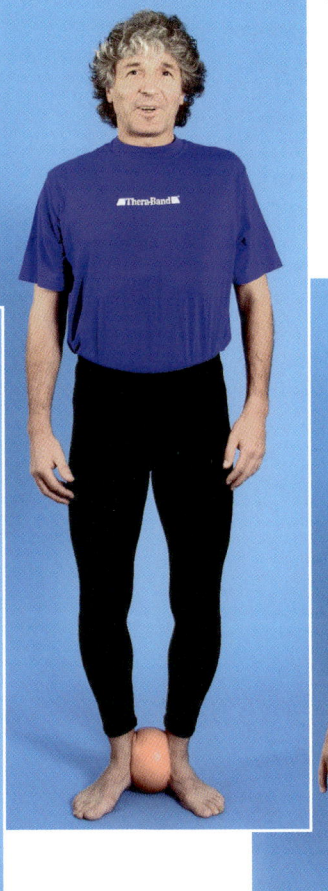

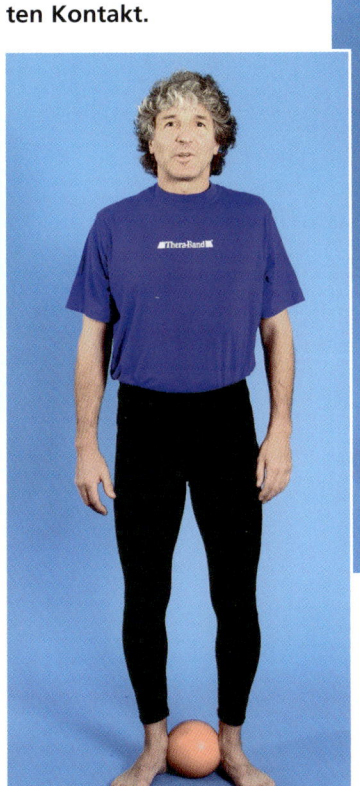

Kräftigung
Verstärken Sie den
Druck Ihrer Fersen.
Spannen Sie Ihre
Pomuskulatur an.
Behalten Sie die auf-
rechte Haltung bei!

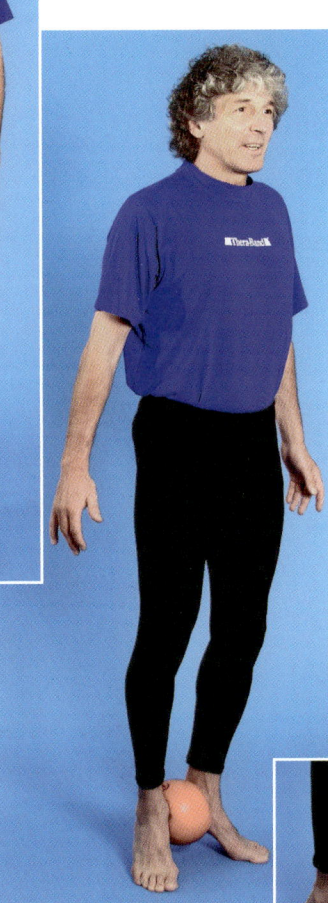

Halten Sie den möglichst hohen Fersendruck
und die Pospannung während Sie zusätzlich
Ihre Fersen vom Boden abheben. Halten Sie die
erreichte Position kurzzeitig und senken Sie die
Fersen langsam wieder ab. Geben Sie die
Grundspannung von Ferse und Po jedoch
nicht auf.

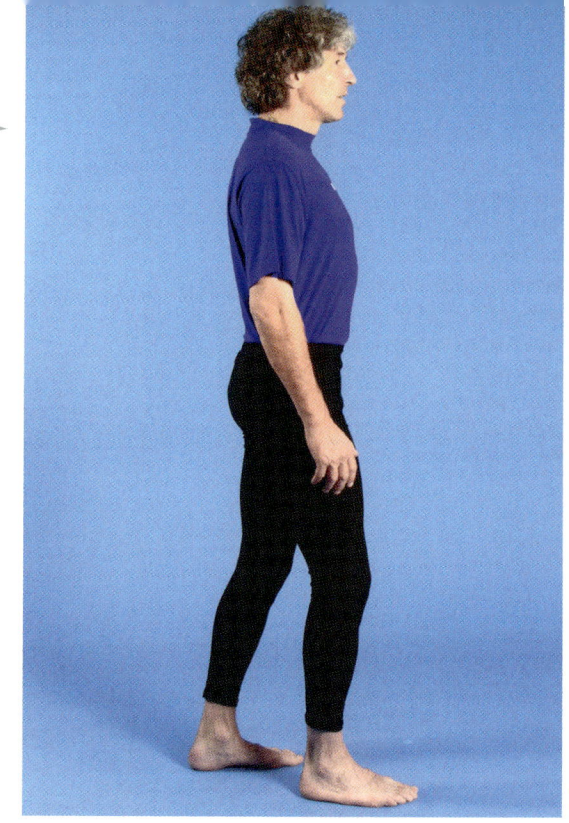

Ausgangsstellung
Wählen Sie in aufrechter Körperhaltung Ihre Schritt-stellung so, dass Sie sicher stehen. Ihre Knie sind etwas gebeugt und zeigen wie die Füße nach vorn. Erspüren und vergleichen Sie die Belastungssituation Ihrer Füße im Seitenvergleich und im Verhältnis Vor-, Mittel- und Rückfuß. Versuchen Sie Ihr Körpergewicht gleichmäßig auf beide Füße zu verteilen.

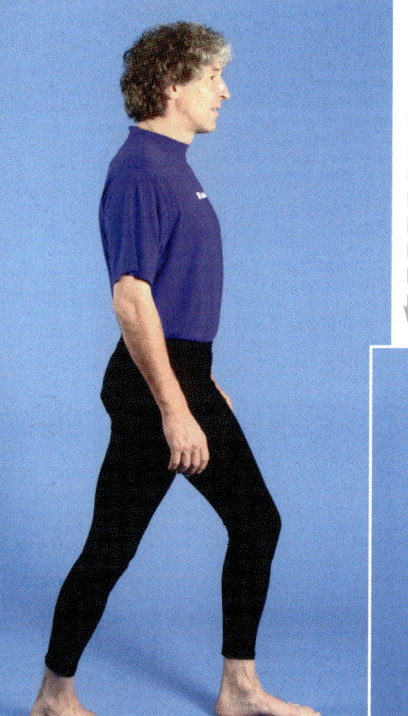

Dehnung
Vergrößern Sie Ihre Schrittstellung. Wählen Sie den seitlichen Fuß-

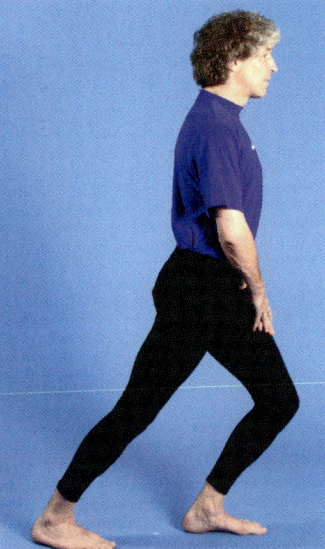

abstand so breit, dass Sie sicher stehen. Das vordere Knie ist gebeugt, das hintere gestreckt. Die Füße sind nach vorne gerichtet.

Schieben Sie das Becken soweit nach vorn bis im Wadenbereich des zurückgestellten Beines die Dehnung wahrzu-nehmen ist. Die Ferse des hinteren, im Knie gestreckten Beines, darf den Kontakt zum Boden nicht verlieren!

Kräftigung

Erhöhen Sie die Belastung gleichmäßig auf beide Fußsohlen. Halten Sie den Druck ohne die Knieposition oder die Körperhaltung zu verändern. Bauen Sie die Spannung erst langsam und dann zunehmend schneller auf.

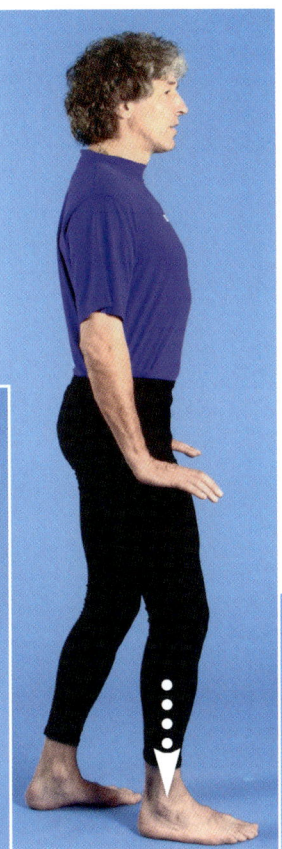

Verstärken Sie den Druck nur unter einem Fuß ohne den Oberkörper zu bewegen. Verändern Sie die Knieposition nicht! Bauen Sie die Spannung erst langsam dann schneller auf.

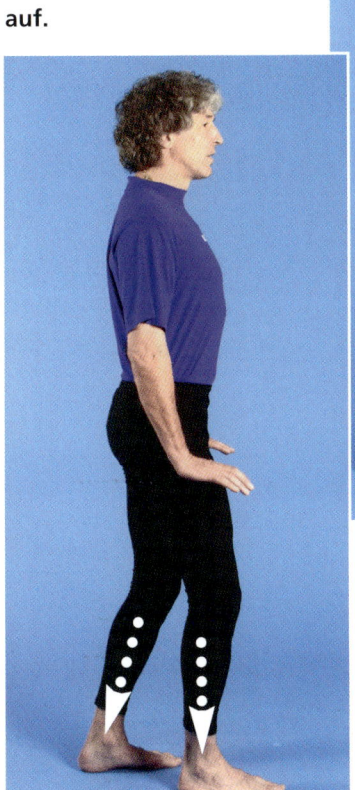

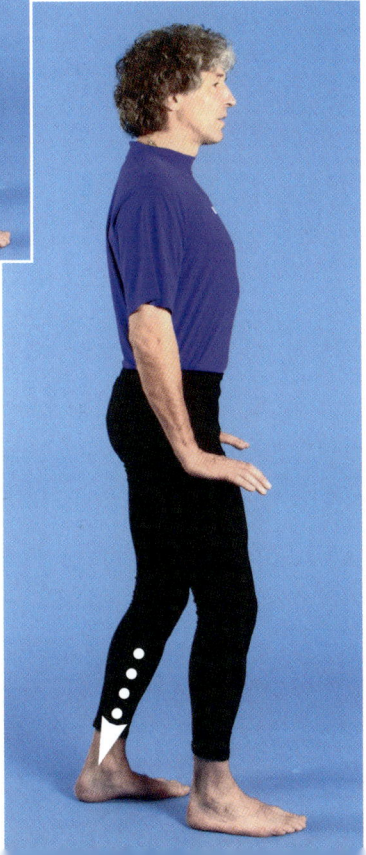

Belasten Sie wechselweise das vordere und hintere Bein. Halten Sie den Oberkörper ruhig und aufrecht!

- - - - - - - ➤

Koordination
Verlagern Sie aus der sicheren
Schrittstellung Ihren fixierten
Körper nach vorne.
Die Belastung im Vorfuß-
bereich steigt, der Rückfuß
wird entlastet.

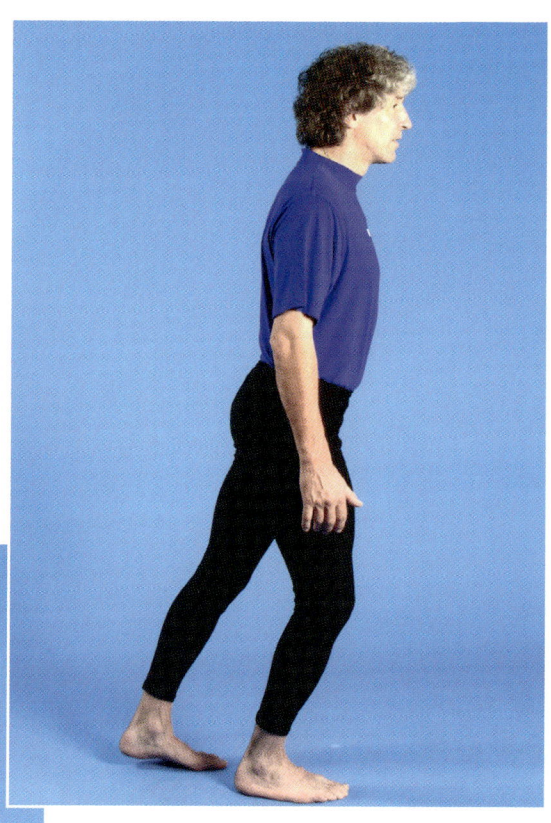

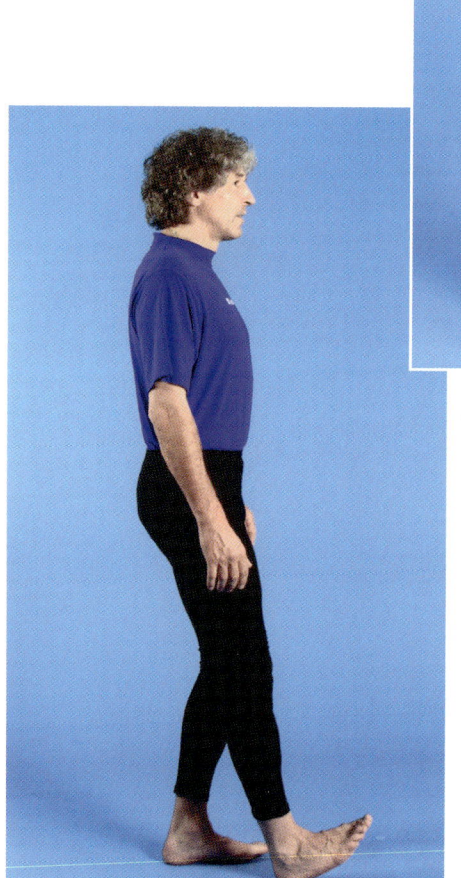

◄ - - - - - - -

Bewegen Sie anschließend in derselben
Weise Ihren Körper nach hinten. Der
Druck unter der Ferse erhöht sich, der
Vorfuß hebt teilweise ab.
Führen Sie die Übung erst langsam aus.
Versuchen Sie die Endpositionen kurz-
zeitig zu halten.

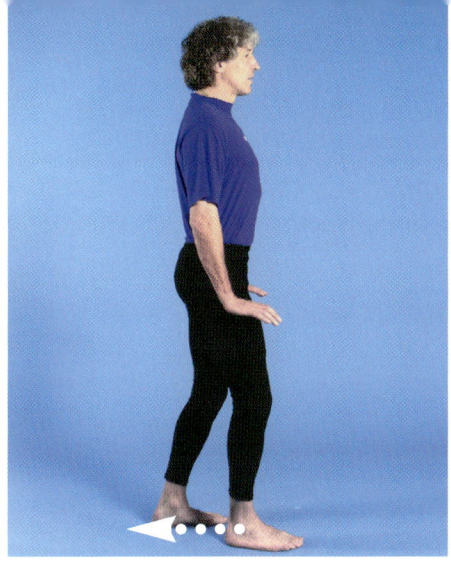

Kräftigung
Verteilen Sie Ihr Gewicht bei leicht gebeugten Knie gleichmäßig auf beide Füße. Erhöhen und halten Sie den Druck unter beiden Füßen. Ziehen Sie gleichzeitig die Ferse des vorderen Beines gegen einen gedachten unüberwindlichen Widerstand nach hinten. Die Knieposition bleibt unverändert. Bauen Sie die Spannung erst langsam und dann zunehmend schneller aber stets kontrolliert auf.

Ausgangsstellung
Lassen Sie das vordere Bein weiterhin vorne stehen. Vergrößern Sie Ihre Schrittstellung. Legen Sie die Hände oberhalb des Knies auf die Oberschenkel und kippen Sie das Becken. Der Bauchnabel bewegt sich fußwärts.

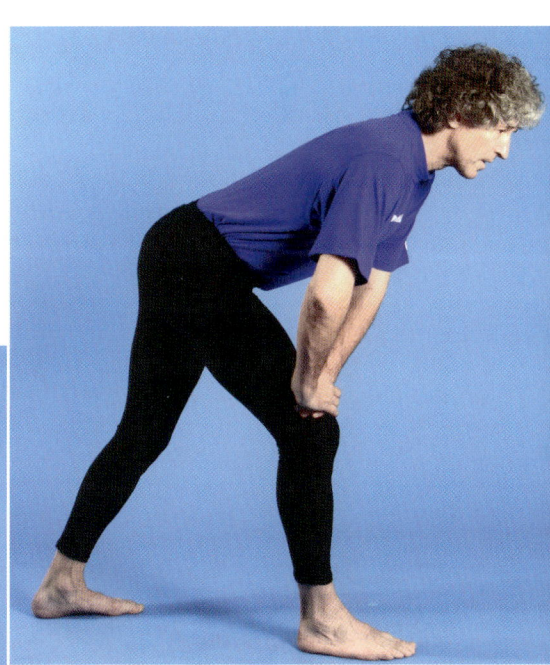

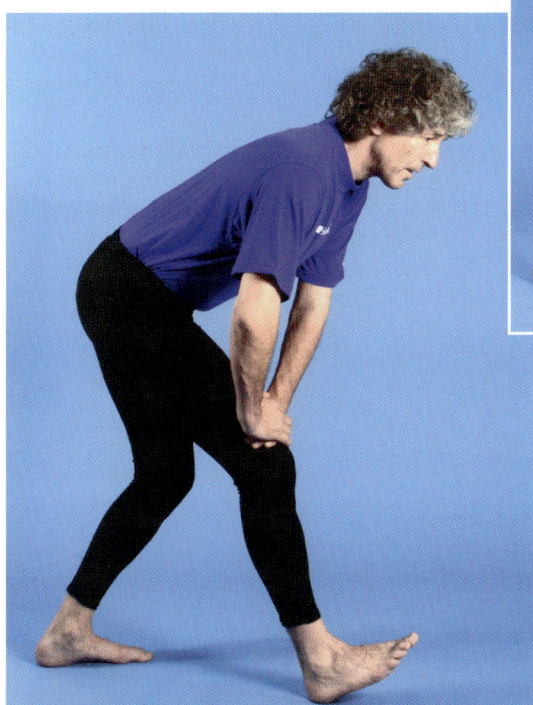

Dehnung
Behalten Sie diese Haltung bei. Während Sie das vordere Knie langsam nach hinten in die Streckung schieben, bis auf der Oberschenkelrückseite eine Dehnung wahrzunehmen ist.

------->

Ausgangsstellung
Stellen Sie in Schrittstellung
ein Bein deutlich nach vorne.

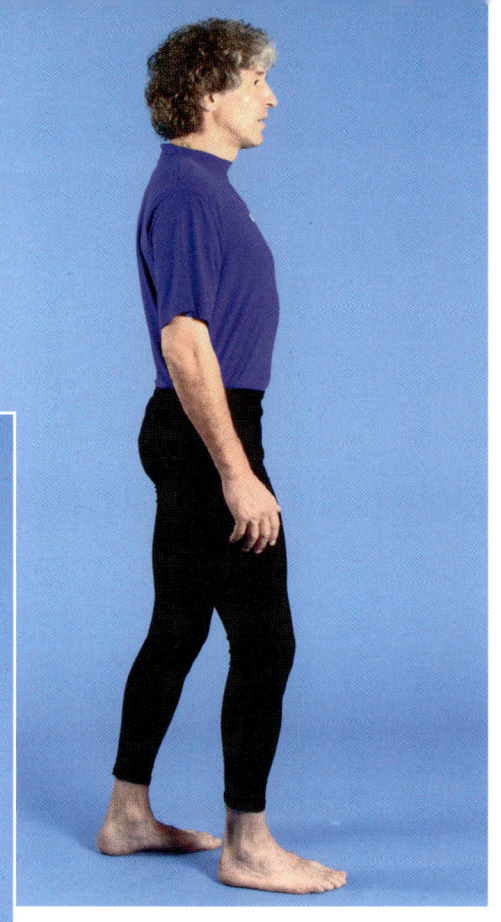

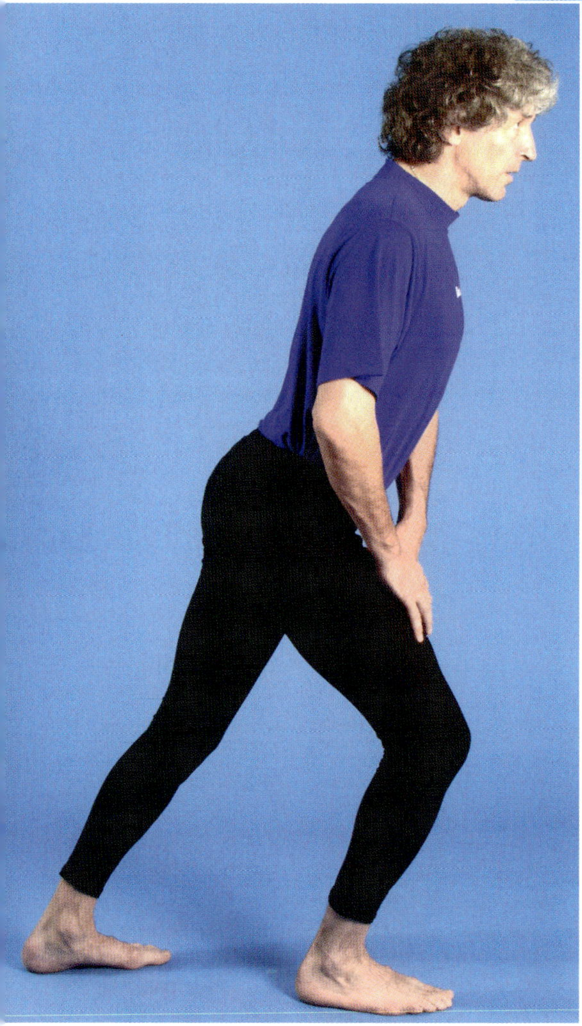

<-------

Kräftigung
Schieben Sie Becken und Oberkörper
weit nach vorne. Das vordere Knie
kommt in vermehrte Beugung, das
hintere in Streckung. Das Körpergewicht verteilt sich auf den
gesamten vorderen Fuß. Der Oberkörper befindet sich über dem vorderen Knie. Dieses weicht weder nach
innen noch nach außen ab sondern
behält die Position über dem Fuß bei.
Bauen Sie unter dem vorderen Fuß
zusätzlich aktiv Druck auf. Halten Sie
diesen unbedingt aufrecht, während
Sie im Standbein rhythmisch nachgeben.

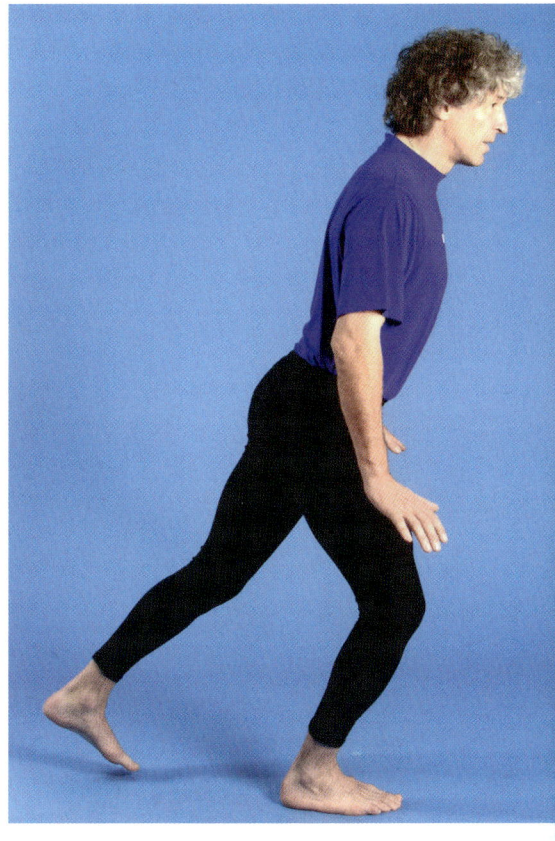

Koordination
Verteilen Sie Ihr Gewicht auf den ganzen vorderen Fuß. Heben Sie das zurückgestellte Bein etwas vom Boden ab. Vermeiden Sie das Krallen der Zehen! Achten Sie auf die Beinachse: Das Knie darf nicht nach innen oder außen abweichen!

Wenn die Position problemlos gehalten werden kann, können Sie die nächste Übung ausführen.

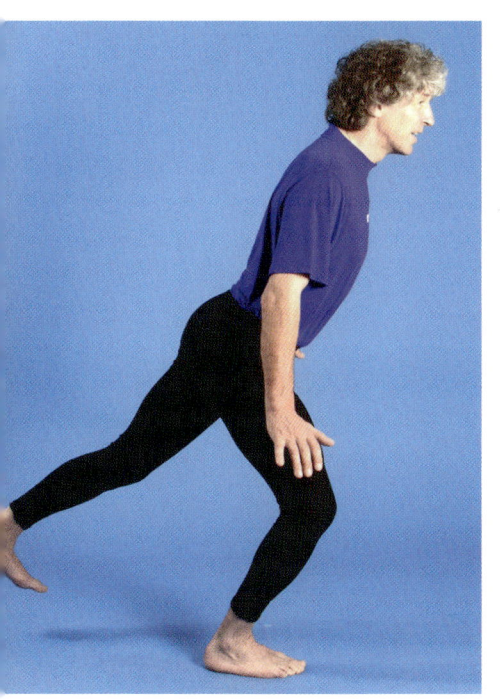

Kräftigung
Geben Sie im Knie langsam in zunehmende Beugung nach. Halten Sie die gebeugte Position des Standbeins und drücken Sie sich anschließend – mit Fußsohlendruck – wieder in die Kniestreckung.
Nach anfänglich langsamer Übungsausführung kann sowohl das Bewegungstempo als auch das Bewegungsausmaß gesteigert werden. Die Bewegung sollte jedoch nur im schmerzfreien Bereich und unter Berücksichtigung einer guten Beinachse durchgeführt werden!

Ausgangsstellung
Stellen Sie im aufrechten Stand einen Fuß auf das Theraband. Halten Sie das Band überkreuzt und in deutlicher Vorspannung. Ziehen Sie die Schultern nicht hoch.

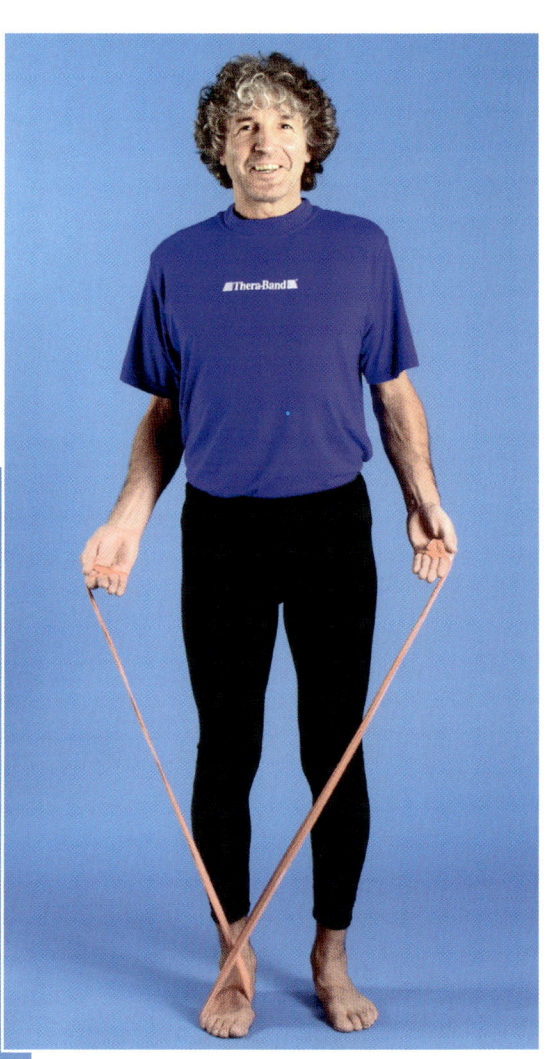

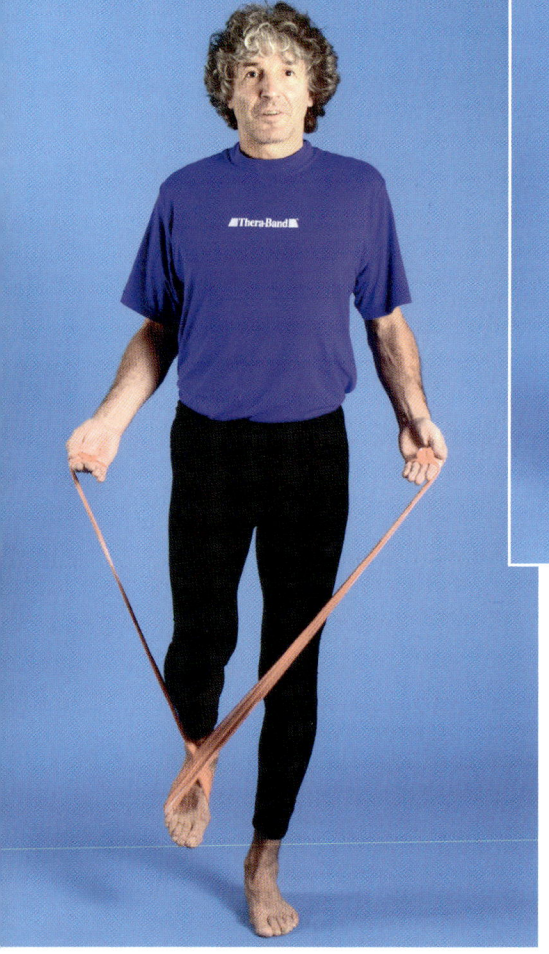

Heben Sie Ihr Spielbein etwas an. Achten Sie auch in der angebeugten Knieposition auf eine gute Vorspannung des Bandes.

- - - - - - - - >

Kräftigung
Führen Sie Ihren Fuß nach hinten-unten. Die Bewegungsmöglichkeit nach hinten ist begrenzt. Versuchen Sie nicht diese durch ein vermehrtes Hohlkreuz zu vergrößern.

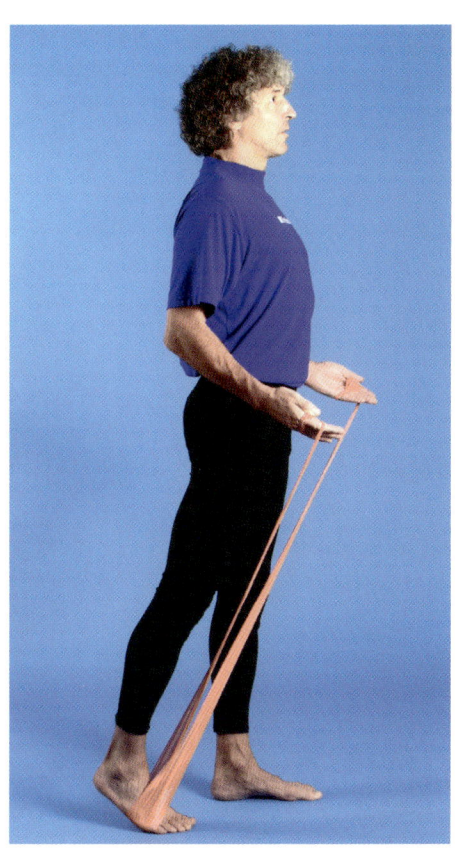

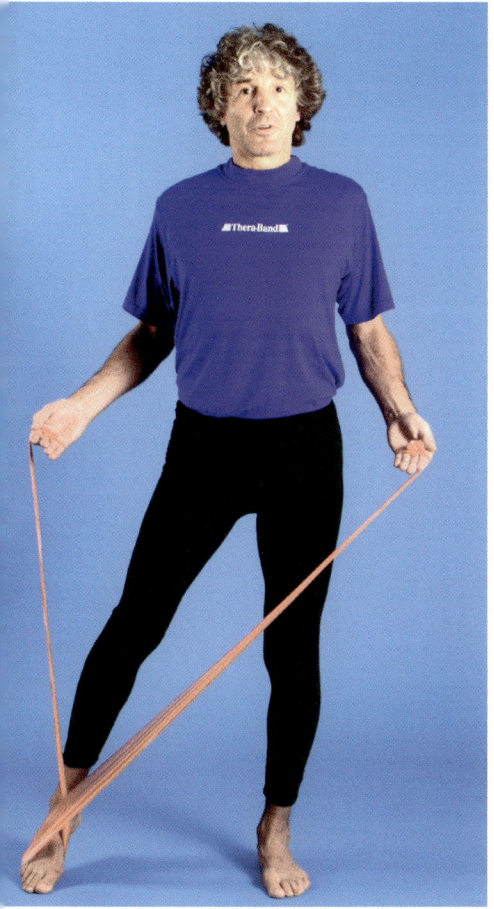

< - - - - - - - -

Kräftigung
Schieben Sie Ihr Spielbein aus einer leichten Beugeposition in die Streckung und nach außen. Setzen Sie Ihren Fuß möglichst in der Körperebene auf.

Der Oberkörper ist bei allen Übungen ruhig zu halten.
Die Bewegungsgeschwindigkeit und der gewählte Bandwiderstand bestimmen die Übungsintensität und sind individuell zu gestalten.

Übungen an der Treppe

Treppenstufen sind sehr einfache und höchst alltagsnahe „Trainingsgeräte", die zum Kräftigen und Dehnen der Muskulatur aber auch zur Entspannung des Hüftgelenkes benutzt werden können. Wählen Sie eine Standposition, die Ihnen die Möglichkeit des sicheren Griffes am Geländer erlaubt. Führen Sie die Kräftigungsübungen nur im schmerzfreien Bereich aus. Wenn Probleme mit dem Knie auftreten verringern Sie Ihre Hubhöhe oder die Beugung Ihres Knies.

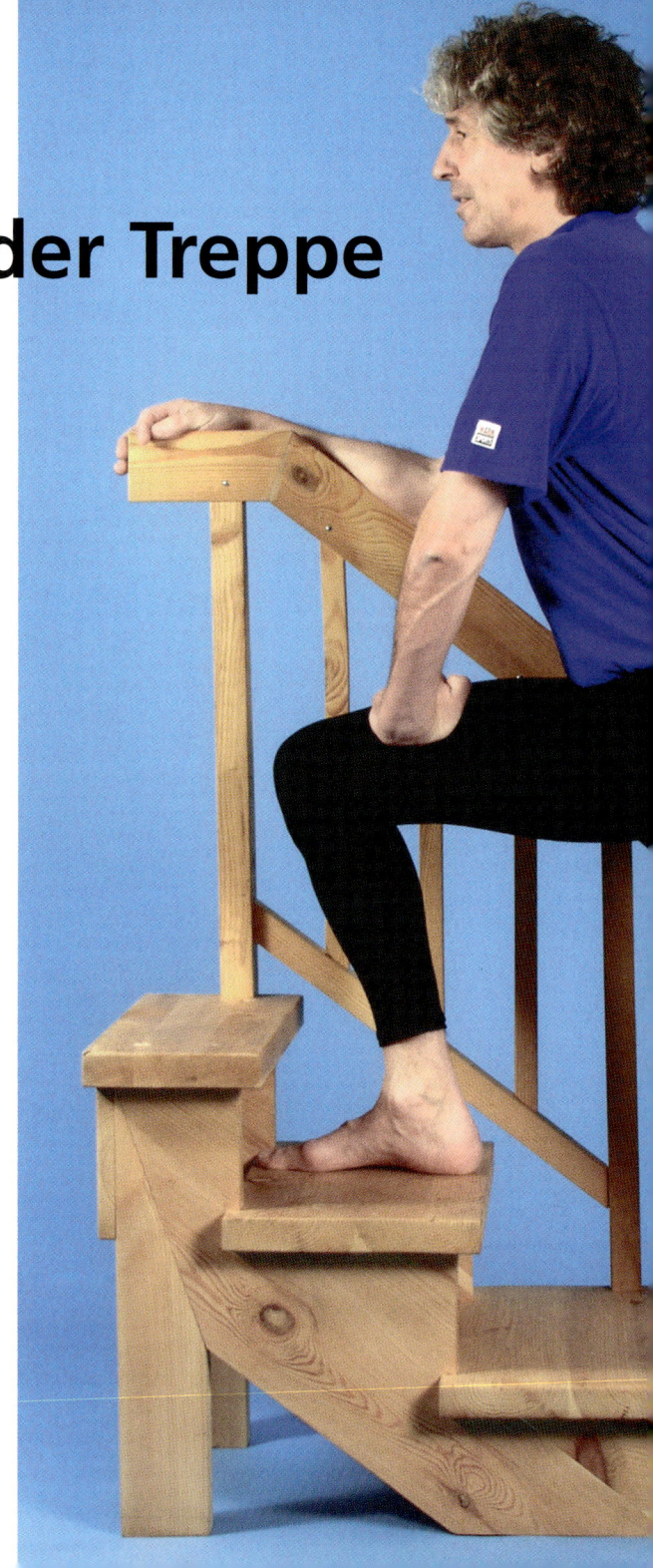

Ausgangsstellung
Ihr unteres Bein ist in deutlichem Abstand nach
hinten versetzt. Die Fußspitze schaut nach vorne.
Die Ferse hat Kontakt zum Boden.

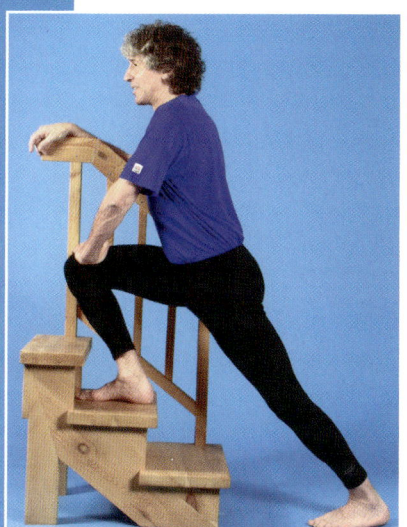

Dehnung
Schieben Sie Ihr Becken
soweit nach vorne bis
in der Wade des ge-
streckten Beines das
typische Dehngefühl
wahrnehmbar ist.
Halten Sie den Fersen-
kontakt zum Boden!

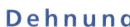

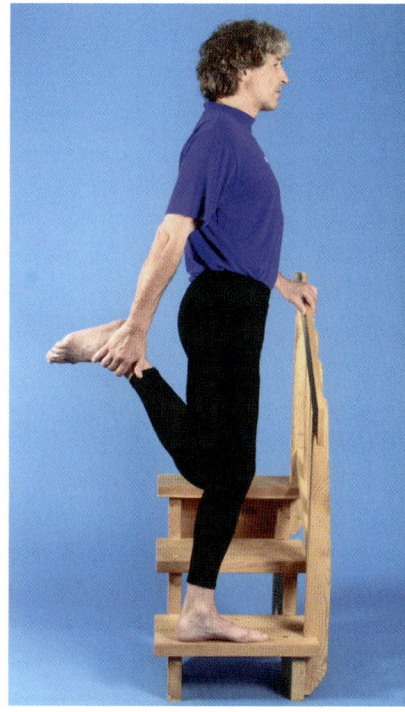

Dehnung
Sichern Sie Ihren Stand
durch Halten am
Geländer und fassen Sie
Ihr angewinkeltes
Spielbein im Fußbereich.
Ihr Standbein ist leicht
gebeugt, Ihre Bauch-
und Pomuskulatur ange-
spannt. Führen Sie das
gebeugte Knie soweit
nach hinten bis auf der
Oberschenkelvorder-
seite eine dezente
Dehnspannung wahrzu-
nehmen ist.
Halten Sie den
Oberkörper aufrecht
und vermeiden Sie ein
Hohlkreuz!

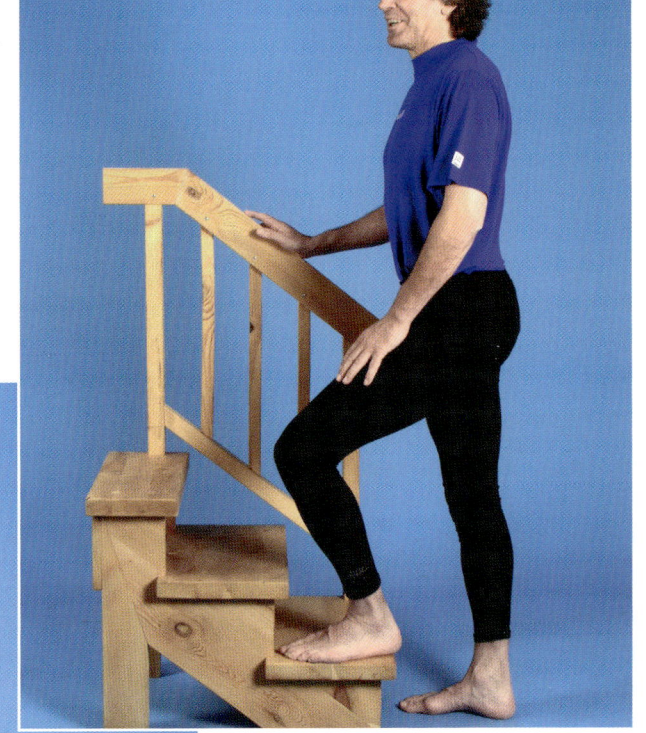

Ausgangsstellung
Setzen Sie ein Bein auf die nächsthöhere Treppenstufe. Ihr Knie befindet sich über der Fußspitze; beide zeigen nach vorn.

Kräftigung
Drücken Sie sich dann langsam in die Streckung nach vorne und oben. Halten Sie die erreichte Position kurzzeitig. Lassen Sie sich anschließend langsam nach hinten-unten zurücksenken indem Sie im Knie des Stand-beines kontrolliert nachgeben.

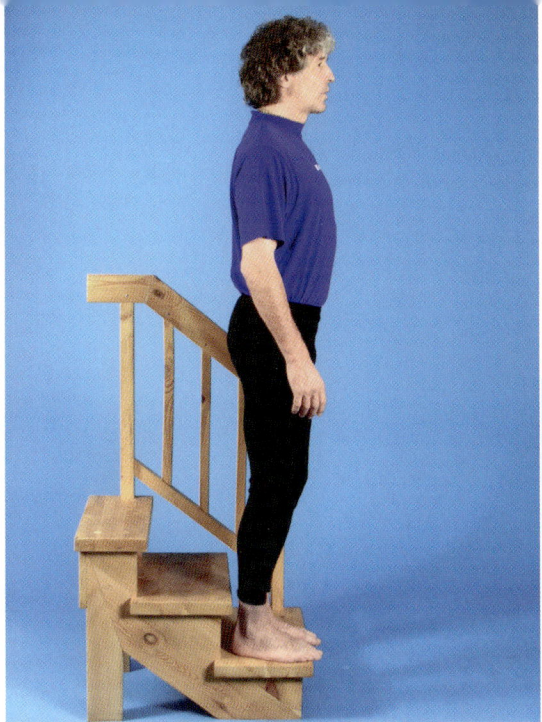

← - - - - - - -

Ausgangsstellung
Stellen Sie sich aufrecht
auf die unterste Stufe, die
Fußspitzen dürfen leicht
überstehen.

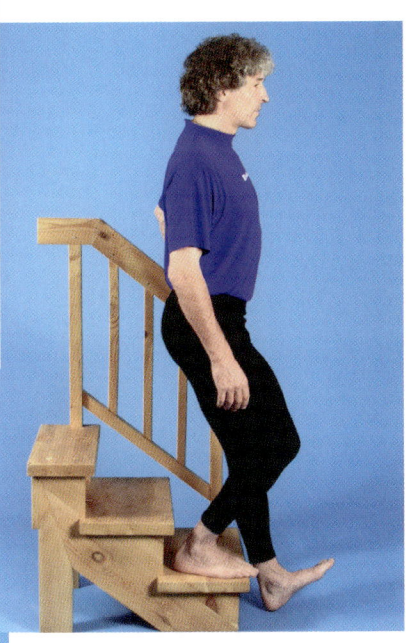

- - - - - - - →

Kräftigung
Geben Sie im Knie des Standbeines
kontrolliert nach, während Sie das
gestreckte Spielbein mit der Ferse voran
langsam nach unten führen.

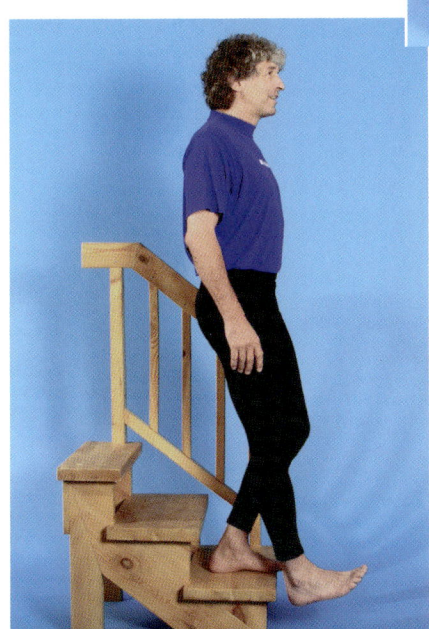

← - - - - - - -

Sie können die Übung im
Wechsel von Stand- und
Spielbein ausführen. Ein
Kontakt der Ferse zum Boden
ist nicht zwingend erforder-
lich.

Die Bewegung ist nur im
schmerzfreien Bereich auszuführen! Ein aktives Abstoßen
nach einem eventuellen
Bodenkontakt des Spielbeines
ist nicht erwünscht!

Ausgangsstellung

Stellen Sie sich parallel zur Treppe. Ihr Standbein befindet sich an der Kante der Treppenstufe. Beide Innenknöchel befinden sich auf derselben Höhe.

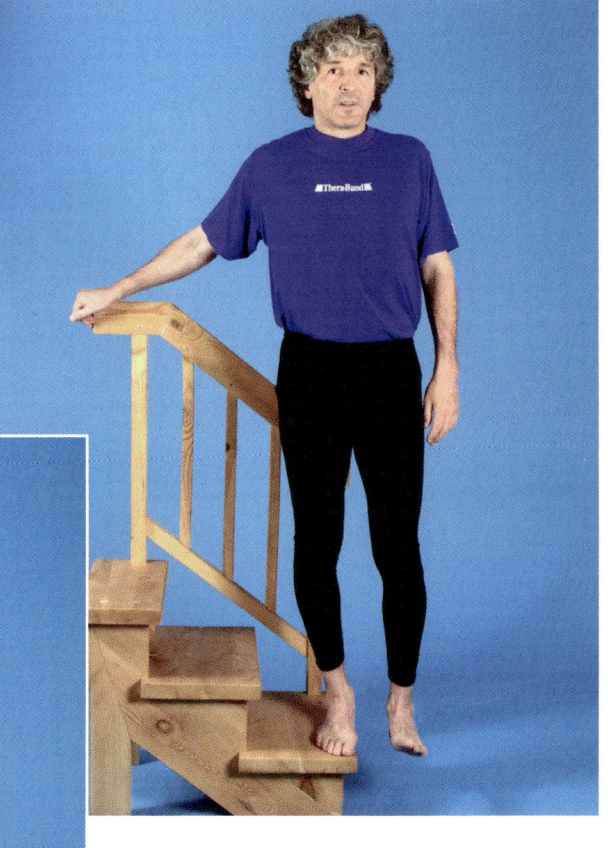

Kräftigung

Heben Sie das Becken der Spielbeinseite an, halten Sie die erreichte Position und lassen Sie anschließend das Becken kontrolliert unter die Ausganghöhe absinken.

Als Orientierungshilfe dient der Innenknöchel des gestreckt gehaltenen Spielbeines. Er verschiebt sich gegenüber dem fixen Standbeinknöchel deutlich nach oben und unten.

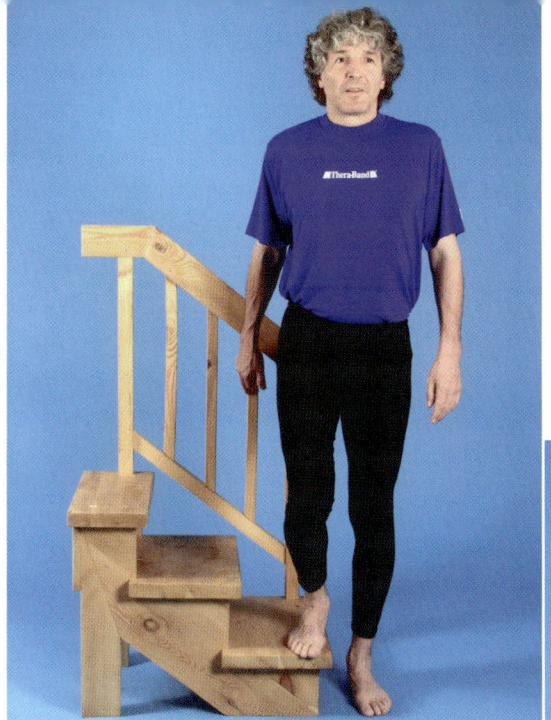

Ausgangsstellung
Ihre beiden Beine stehen parallel zur Treppe jedoch auf unterschiedlicher Höhe. Das gebeugte Standbein befindet sich auf der oberen Stufe, das Knie über dem Fuß.

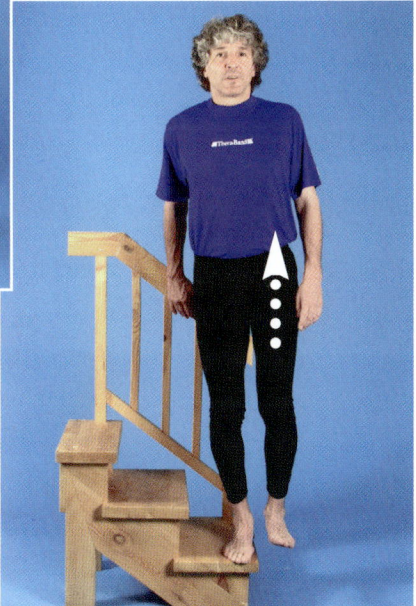

Kräftigung
Drücken Sie sich über das Standbein langsam hoch in die Streckung. Heben Sie das Becken des Spielbeines an. Halten Sie die Position mit angehobenem Becken auf der Spielbeinseite.

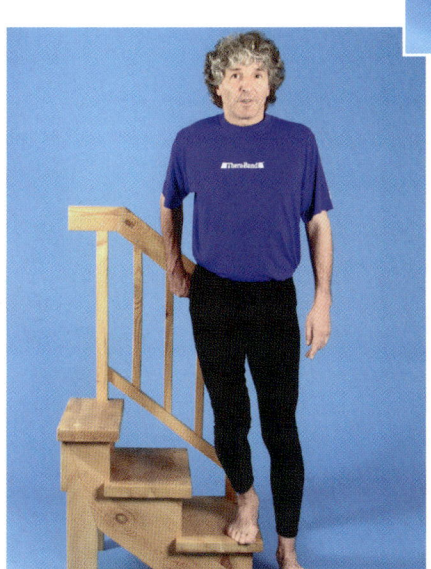

Geben Sie anschließend im Knie des Standbeines kontrolliert nach. Lassen Sie das Becken der Spielbeinseite etwas absinken und führen Sie die Ferse Richtung Boden.

Die Übung ist nur im schmerzfreien Bereich und stets kontrolliert auszuführen. Ein abstoßender Impuls vom unteren Bein ist zu vermeiden.

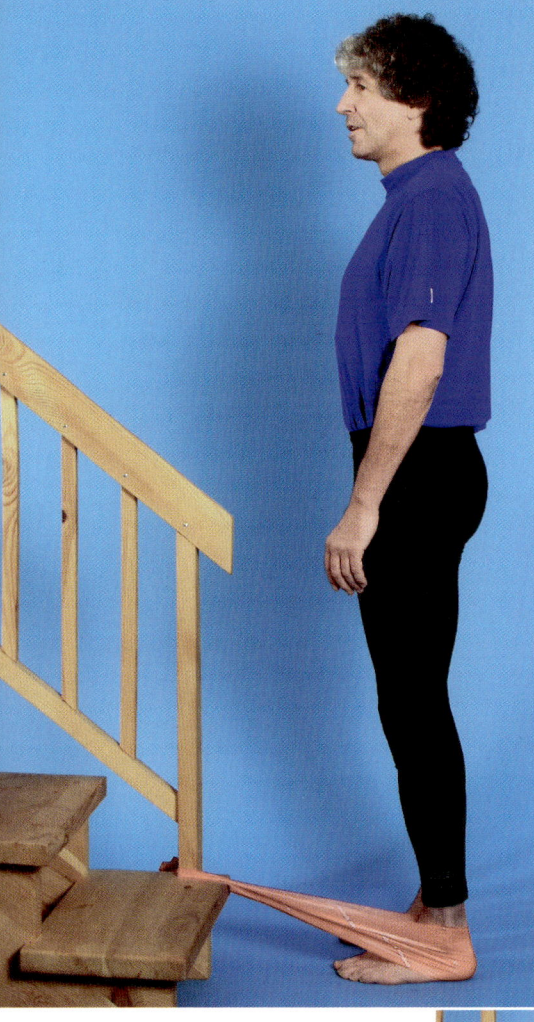

Ausgangsstellung
Legen Sie sich das an der Treppe fixierte Theraband breit gefächert um die Ferse Ihres Spielbeines. Halten Sie bei aufrechter Körperhaltung Ihr Standbein in leichter Beugung.

Kräftigung
Führen Sie Ihr Spielbein langsam nach hinten. Halten Sie die erreichte Position kurzzeitig, oder bewegen Sie das Bein im Umkehrbereich minimal vor und zurück.

Die Bewegungsmöglichkeit des Beines nach hinten ist begrenzt und sollte nicht durch ein vermehrtes Hohlkreuz vergrößert werden.

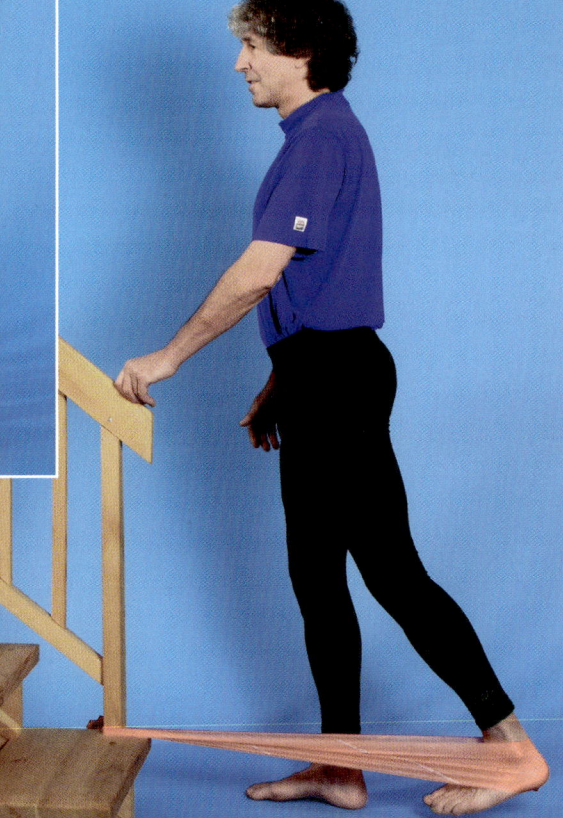

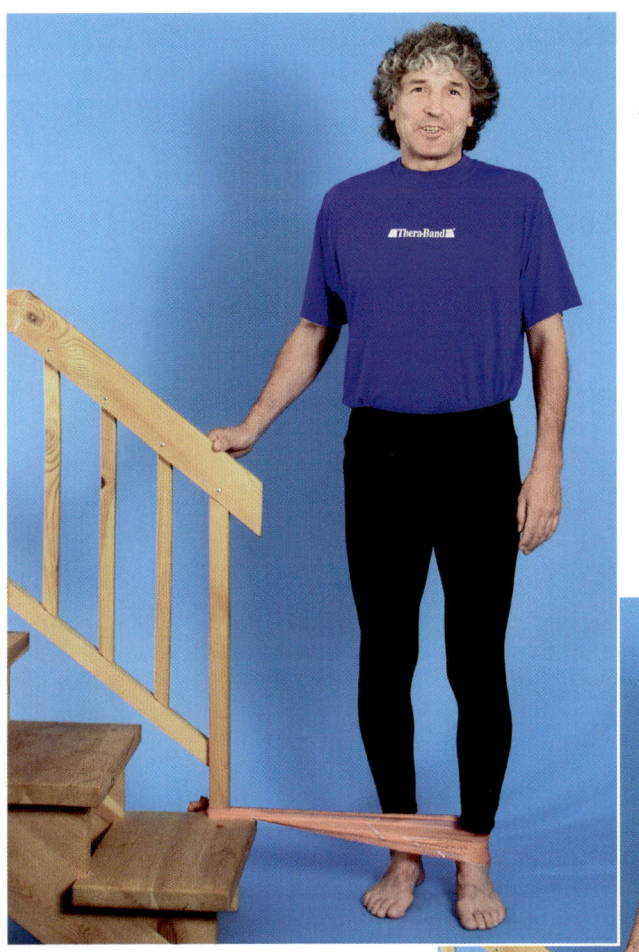

← - - - - - -

Ausgangsstellung
Legen Sie sich das an der Treppe fixierte Theraband in Knöchelhöhe um Ihr treppenfernes Spielbein. Halten Sie bei aufrechter Körperhaltung Ihr treppennahes Standbein in leichter Beugung. Vermeiden Sie beim Üben ein Verdrehen oder Abknicken des Körpers!

- - - - - - →

Kräftigung
Bewegen Sie Ihr Spielbein langsam nach außen ohne nach vorne oder hinten abzuweichen. Variieren Sie die Übung indem Sie die erreichte Position halten oder im Umkehrbereich das Spielbein minimal nach außen und zurückbewegen. Geben Sie dem Zug des Bandes beim Zurückgehen kontrolliert nach.

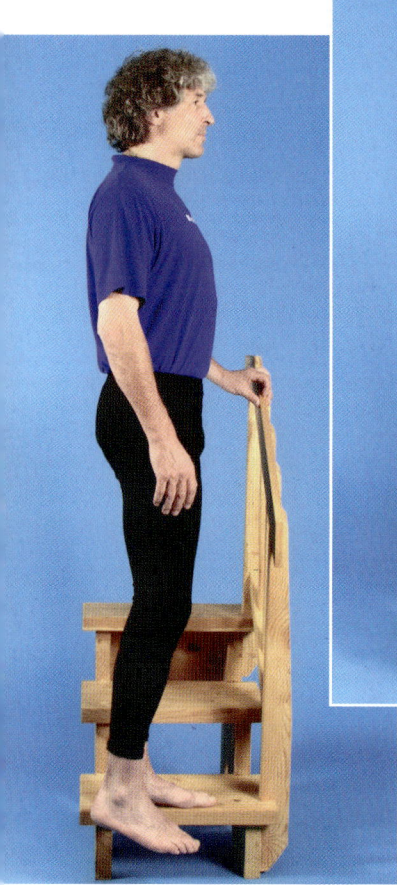
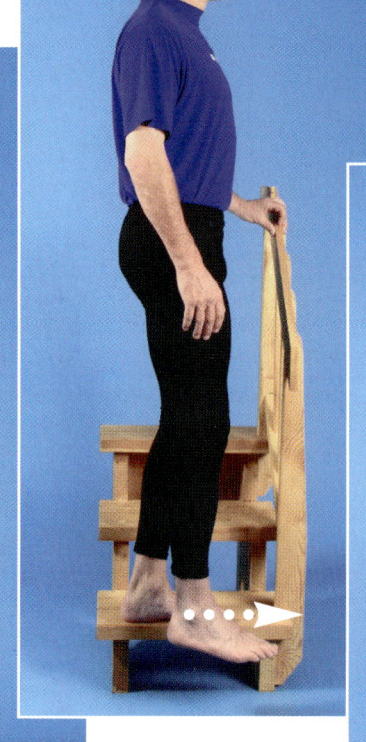

Entspannung

Stellen Sie sich parallel zur Treppe.
Ihr Standbein ist leicht gebeugt und steht
nahe der Stufenkante. Sie dürfen sich am
Geländer abstützen.
Lassen Sie Ihr Spielbein absolut locker hän-
gen. Pendeln Sie mit geringst möglichem
Krafteinsatz in kleinem Bewegungsausmaß
vor und zurück.

Gesundheits-Muskeltraining

Gesundheits-Muskeltraining

GMT

Praxishandbuch

Klaus Zimmermann

2. verbesserte Auflage

MOBILISIEREN

KRÄFTIGEN

DEHNEN

ENTSPANNEN

Effekte,
Trainingsgestaltung,
Übungen und
Übungsprogramme

wissenschaftlich
begründet
und praxisbewährt

hofmann.

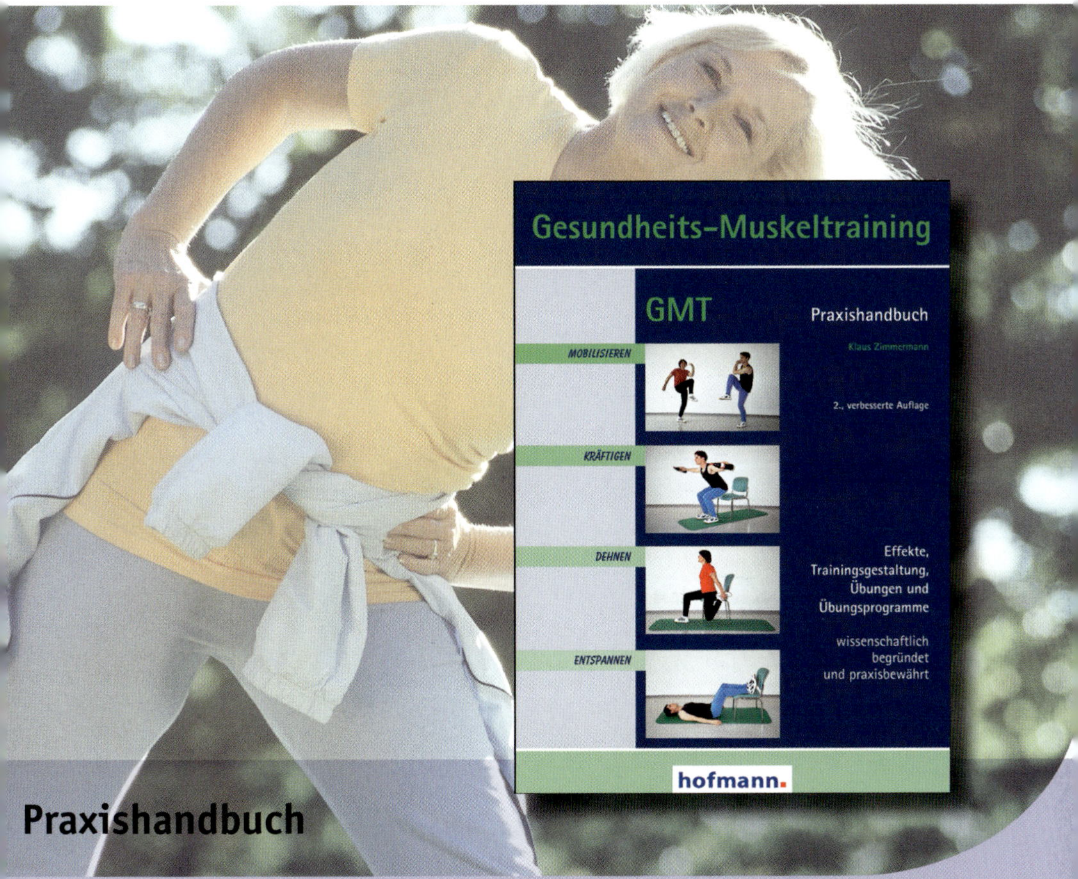

Praxishandbuch

PD Dr. Klaus Zimmermann – 2., verbesserte Auflage 2009

Das Buch stellt das wissenschaftlich fundierte und praxisbewährte Konzept des Gesundheits-Muskeltrainings – kurz GMT genannt – vor. Der Praxisteil beinhaltet Hinweise zum Aufbau bzw. zur Durchführung der einzelnen Übungseinheit sowie eine Vielzahl von bebilderten (230 Fotos) einfachen, praxiserprobten Muskeltrainingsübungen und Beispiel-Muskeltrainingsprogramme. Das Buch ist an Fachkräfte wie Sportlehrer, Trainer, Übungsleiter, Sport- und Physiotherapeuten, Fitness- und Wellnessinstrukteure sowie die Studierenden bzw. Auszubildenden in diesen Berufsgruppen gerichtet. Weitere Infos unter www.gesundheitsmuskeltraining.de.

DIN A5, 100 Seiten, ISBN 978-3-7780-6042-1, **Bestell-Nr. 6042 € 12.90**

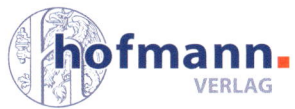

hofmann.
VERLAG

Steinwasenstraße 6–8 · 73614 Schorndorf
Telefon (07181) 402-125 · Telefax (07181) 402-111
E-Mail: bestellung@hofmann-verlag.de · www.hofmann-verlag.de

Übungen im Zweibeinstand

Während die therapeutischen Übungen in erster Linie die Verringerung der krankheitsbeding- ten körperlichen Defizite anstreben, beinhaltet die Sporttherapie vermehrt erlebnis- orientierte und grup- pendynamische Gesichtspunkte. Die Grundelemente der kontrolliert und dosiert auszuführen- den Einzelübungen sind jedoch unab- dingbare Basis für die komplexen, sport- orientierten und spielerischen Übungsaufträge.

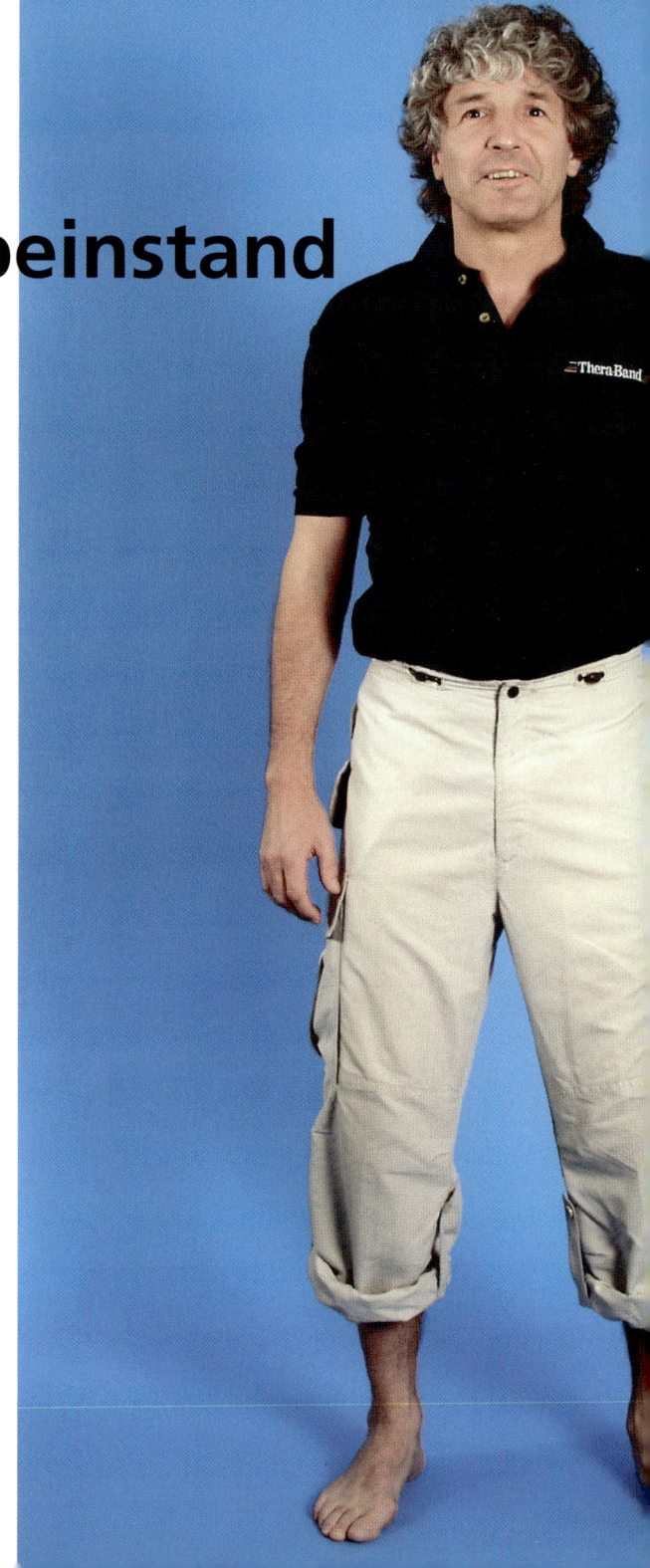

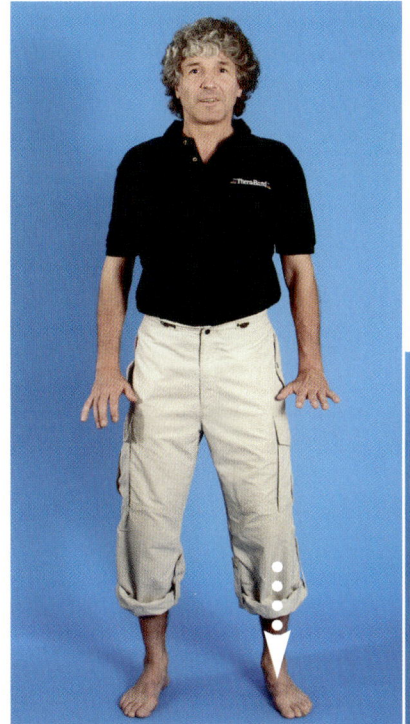

Paralleler Stand
Die ausführliche Beschreibung des parallelen Stand finden Sie auf Seite 62. Im Wesentlichen ist auf eine aufrechte Körperhaltung, einen hüftbreiten Abstand der Füße und eine leichte Beugeposition der Knie zu achten. Die Gewichtsverteilung und der zunehmende Druckaufbau erfolgt gleichmäßig auf beide Fußsohlen. Die Intensität und Dauer der Druckverstärkung sowie das Tempo des Belastungswechsels von einem auf das andere Bein kann variabel gestaltet werden. Es empfiehlt sich langsam zu beginnen.

Aerostep

Der Aerostep legt den Fußabstand klar fest. Das instabile Moment der noppenbesetzten Oberfläche lässt sich über den gewählten Druck in den beiden Luftkammern verändern.

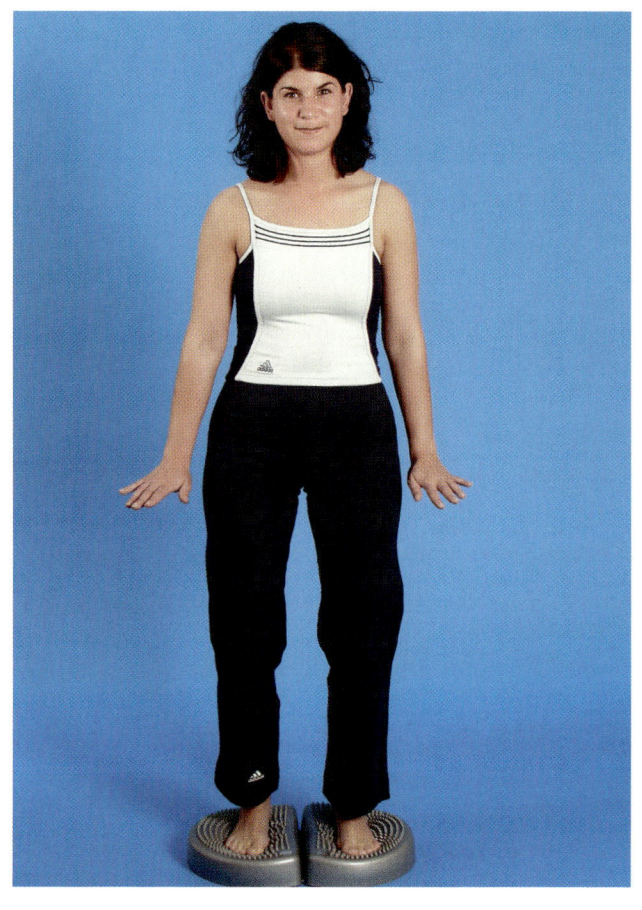

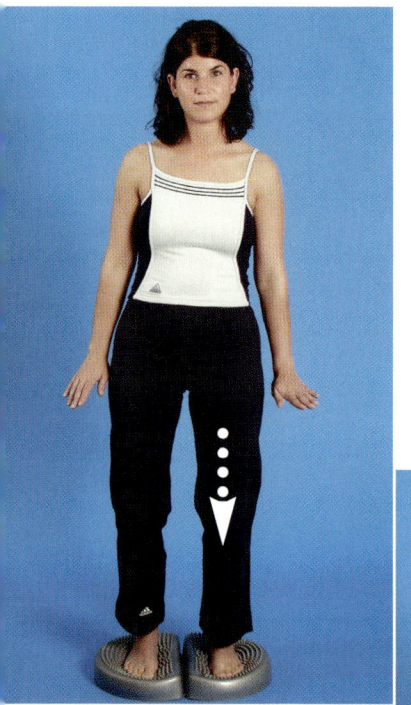

Die Funktion der Sportgeräte ergibt sich aus ihrer speziellen Beschaffenheit. Differenzierte Variationen in der Positionierung und Bewegungsausführung verändern den Charakter der Übung in entscheidender Weise.

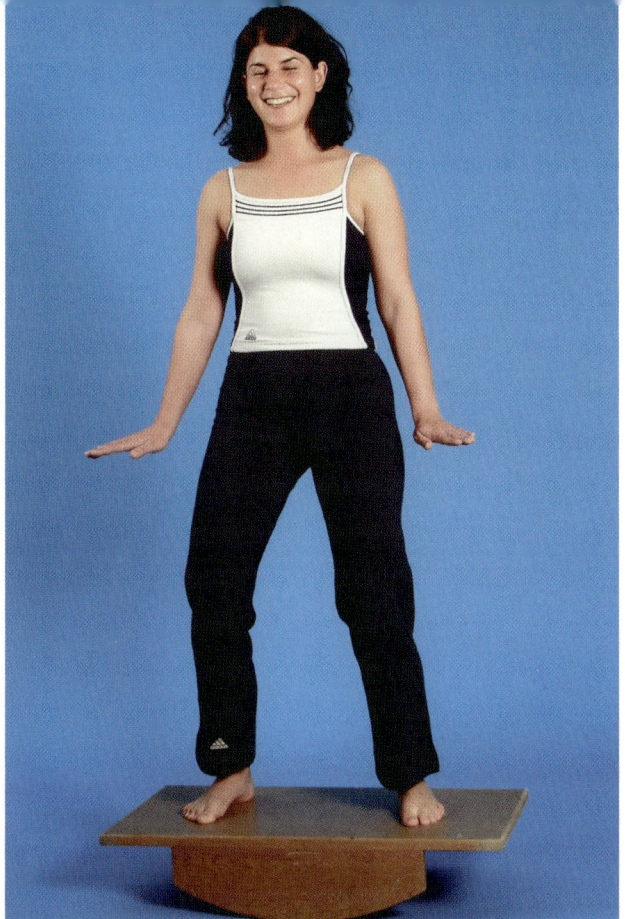

Schaukelbrett

Auf dem Schaukelbrett kann der Abstand der Füße unterschiedlich gewählt werden. Die Bewegung sollte durch wechselnden aber aktiven Druck des linken und rechten Fußes und nicht über Gewichtsverlagerung stattfinden. Das Üben mit geschlossenen Augen stellt sehr hohe Anforderungen und sollte langsam vorbereitet werden!

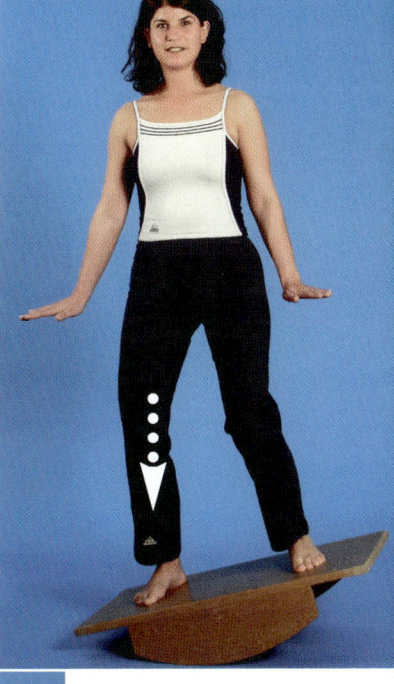

Eine aufrechte und ruhige Haltung des Oberkörpers sollte in den folgenden Übungen unbedingt beibehalten werden. Abhängig von den persönlichen Voraussetzungen kann barfuß oder mit Schuhen trainiert werden. Gegebenenfalls verbessern ein oder zwei Stäbe vor allem zu Beginn des Übens das Sicherheitsgefühl.

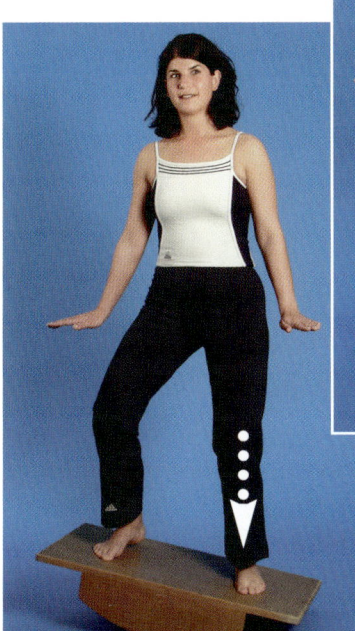

Schrittstellung
Die detaillierten Hinweise zur Schrittstellung finden Sie auf Seite 70. Zu beachten ist wiederum die aufrechte Haltung des Körpers in einer sicheren Schrittstellung wobei beide Füße nach vorne zeigen und die Knie leicht gebeugt sind. Das Körpergewicht ist gleichmäßig auf beide Füße verteilt.

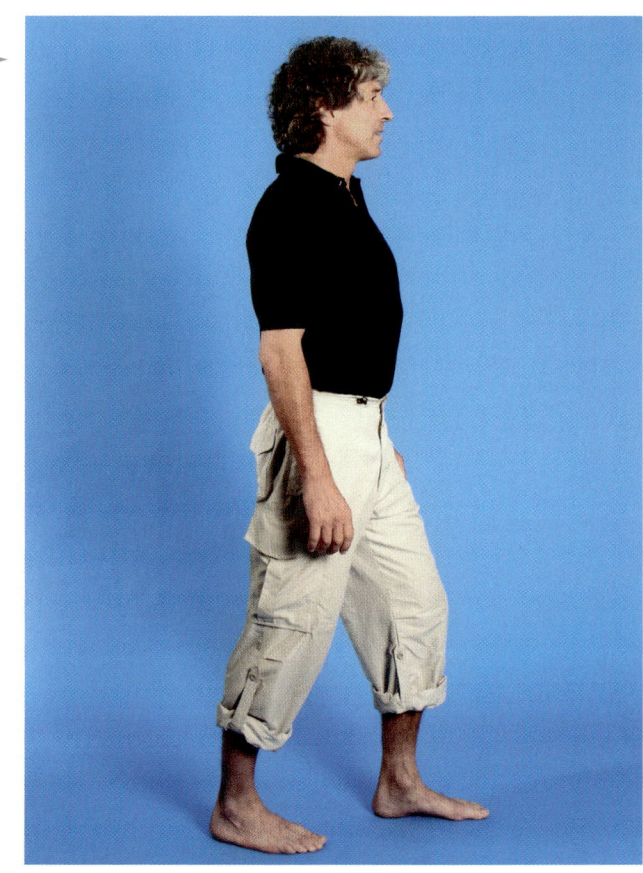

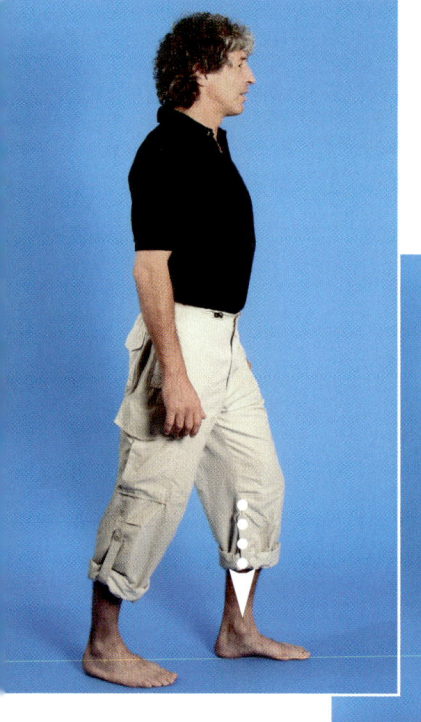

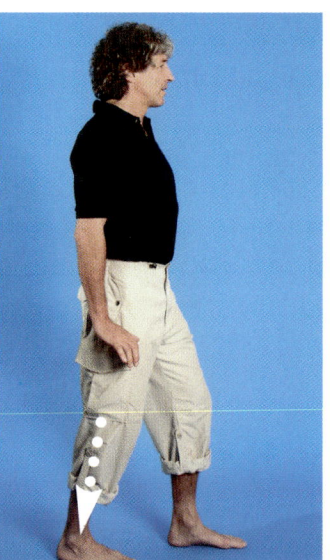

Die einseitige aktive Verstärkung des Fußsohlendrucks auf das vordere bzw. hintere Bein kann bezüglich Intensität, Dauer der Kraftentwicklung und der Geschwindigkeit eines möglichen Belastungswechsels der Beine individuell gestaltet werden.

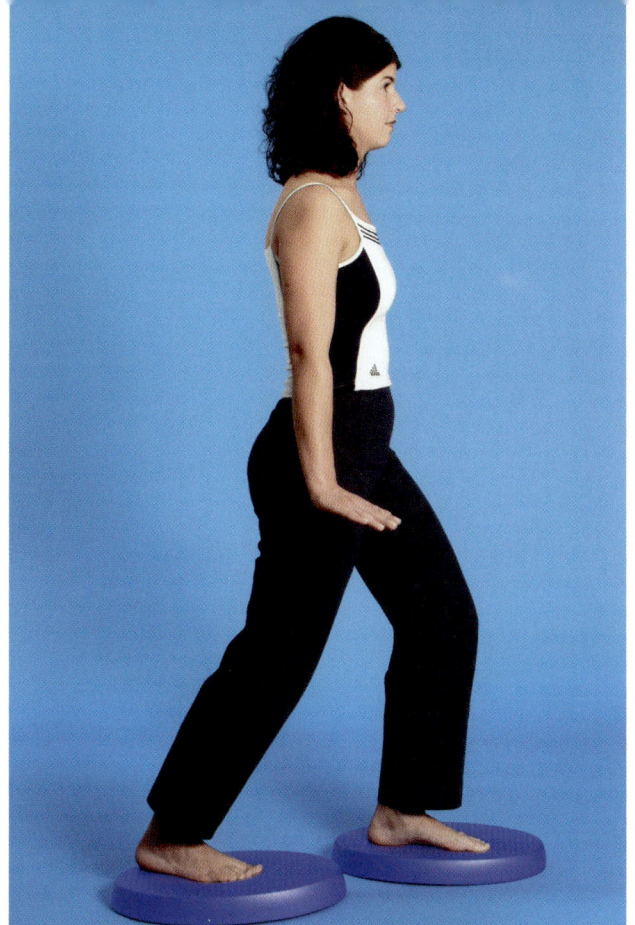

Therastep
Mit dem rutschfesten und in unterschiedlichem Maße nachgebenden Therastep lässt sich sowohl die Schrittlänge als auch die Spurbreite individuell wählen.

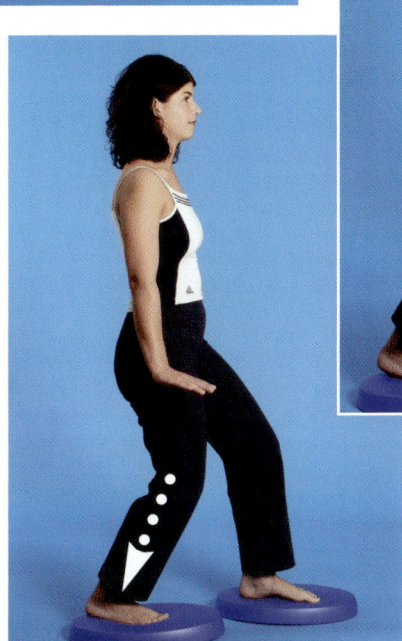

Es empfiehlt sich den Druck zu Beginn langsam und kontrolliert aufzubauen. Auch bei einer Steigerung des Tempos ist das Vor- und Zurückneigen des aufrecht fixierten Oberkörpers möglichst gering zu halten.

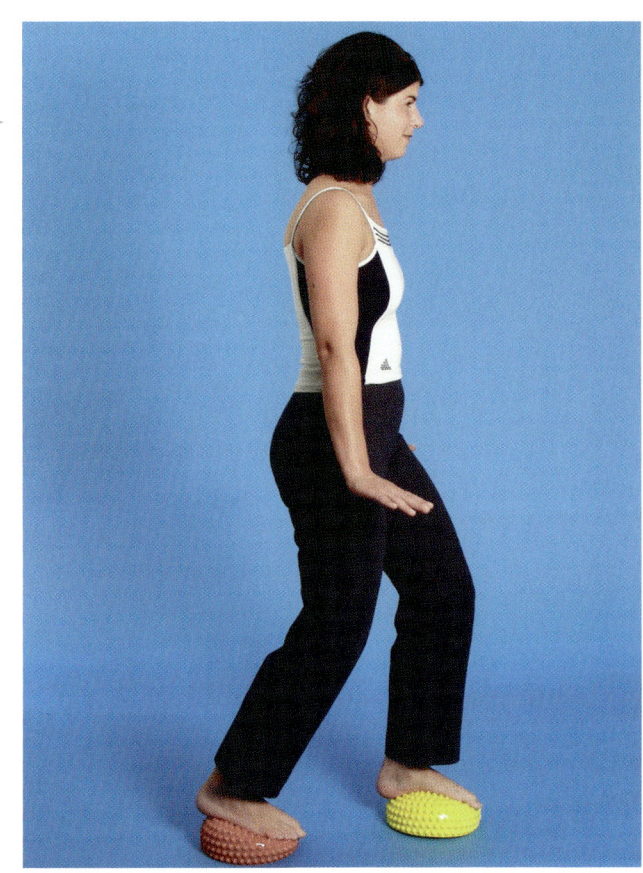

Igel
Die noppenbesetzte Oberfläche und die Halbkugelform gibt dem „Igel" seinen nachvollziehbaren Namen. Er lässt sich mittels Druck verformen und gibt bei Belastung unterschiedlich nach. Zudem stimuliert er in besonderer Weise die Haut und das Wahrnehmungsvermögen.

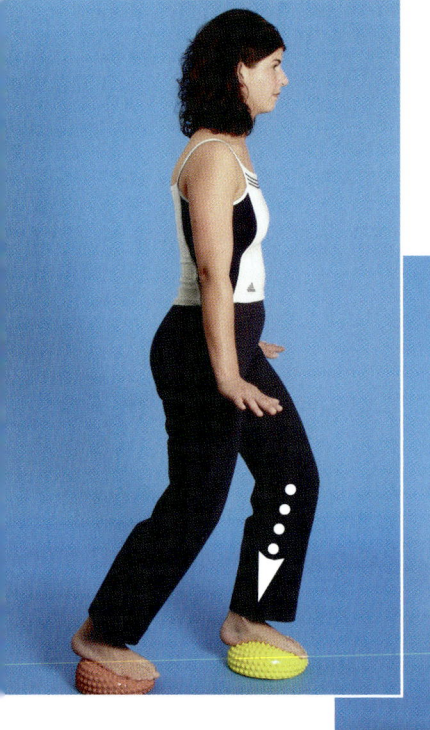

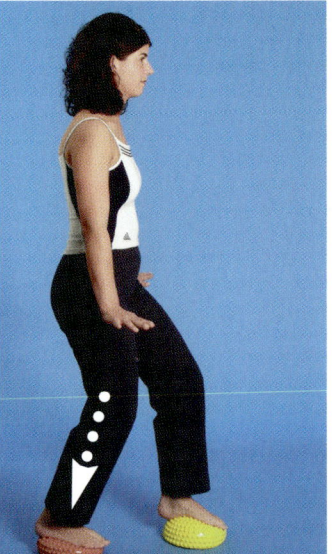

Die Möglichkeiten der verwendeten Geräte unterliegen oft derselben Zielsetzung. Die gerätespezifischen Merkmale und Eigenschaften weisen dennoch deutliche Unterschiede auf.

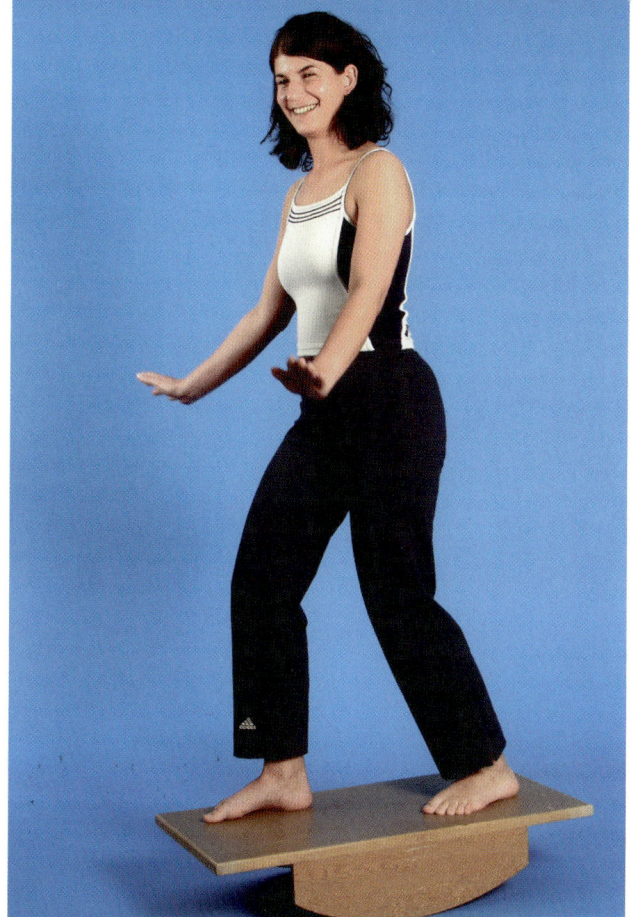

Schaukelbrett
Die Oberflächen-
beschaffenheit des
Schaukelbretts ist eben,
hart und nicht verform-
bar. Es reagiert nach den
Hebelgesetzen sehr
drehfreudig auf
entsprechend gesetzte
Kraftmomente.

Die Weite der gewähl-
ten Schrittstellung und
auch der seitliche Fuß-
abstand beeinflussen
den Schwierigkeitsgrad
der Übungen.
Die Veränderung des
Drucks unter dem Fuß
sollte nicht das Ergebnis
einer Gewichtsver-
lagerung sein.

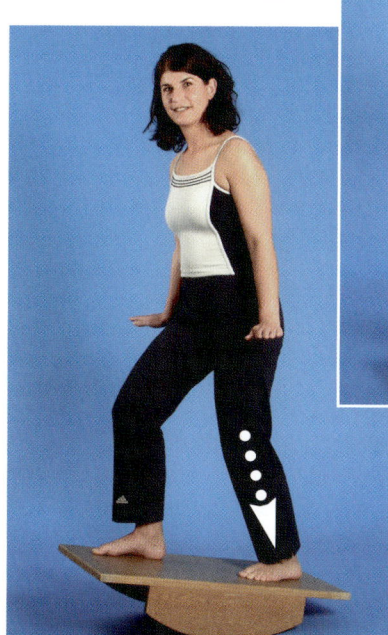

Übungen im Einbeinstand

Die genauen Hinweise zum Stand auf einem Bein finden Sie auf Seite 66. Das Knie des Standbeines ist leicht gebeugt und befindet sich über dem Fuß. Ein Kontakt zwischen Standbein und Spielbein mit dem Fuß oder Knie ist zu vermeiden! Der Oberkörper sollte stets ruhig und aufrecht gehalten werden. Der Schwierigkeitsgrad des Einbeinstandes lässt sich verändern. Destabilisierende Momente sind unruhige und unebene Standflächen sowie Aktivitäten und Bewegungen des Spielbeines und der Arme.

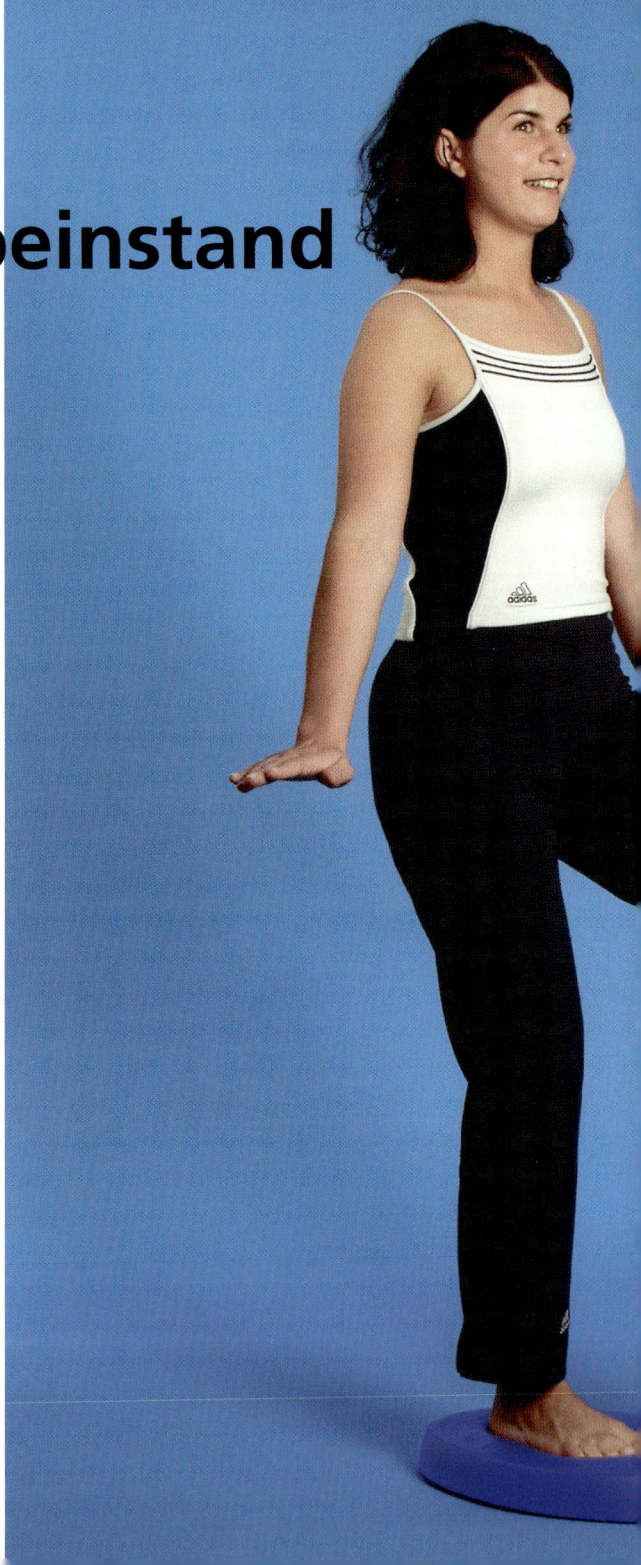

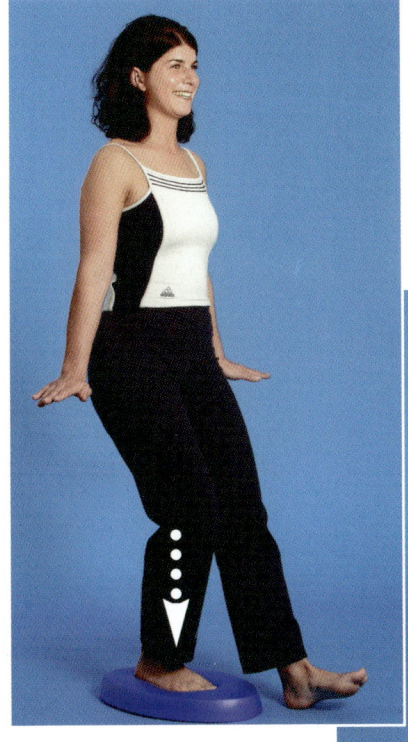

- - - - - - - - - ➤

Therastep
Die Übungsausführung
mit geschlossenen
Augen oder barfuß
erschwert die
Aufgabenstellung.
Ebenso eine weiche
nachgebende
Beschaffenheit des
Bodens bzw. der
Standfläche in Form
eines mehrfach gefal-
teten Handtuchs.
Der rutschfeste Thera-
step weist ähnliche
Merkmale auf.

Eine zusätzliche
Destabilisation erfolgt
über die Bewegung des
Spielbeines beispiels-
weise mit Fersenkontakt
vorn und Vorfußkontakt
hinten.

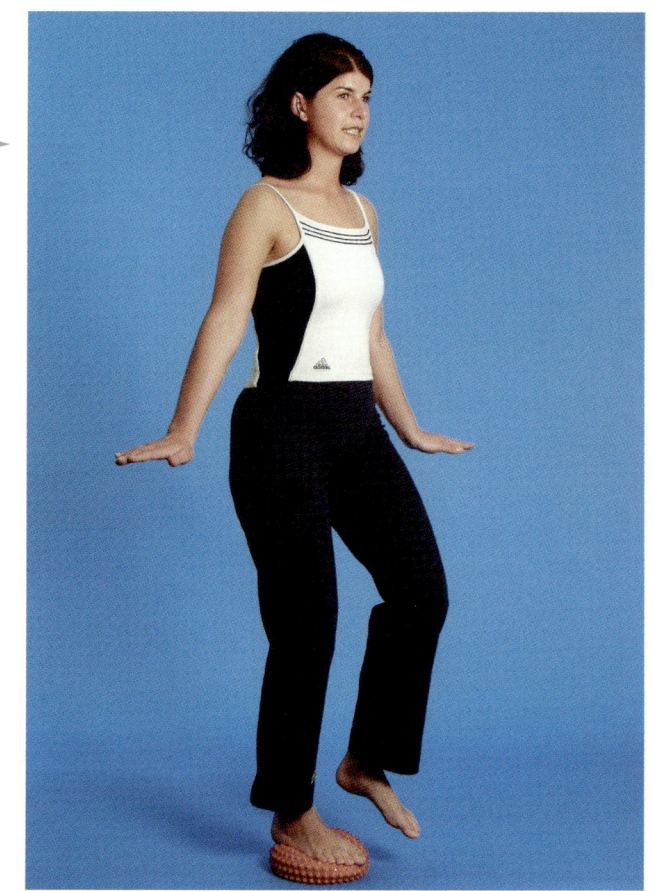

Igel
Die relativ geringe Größe, die gewölbte Form und die nachgebende Struktur des Igels stellen erschwerende Momente für das Training im Einbeinstand dar.

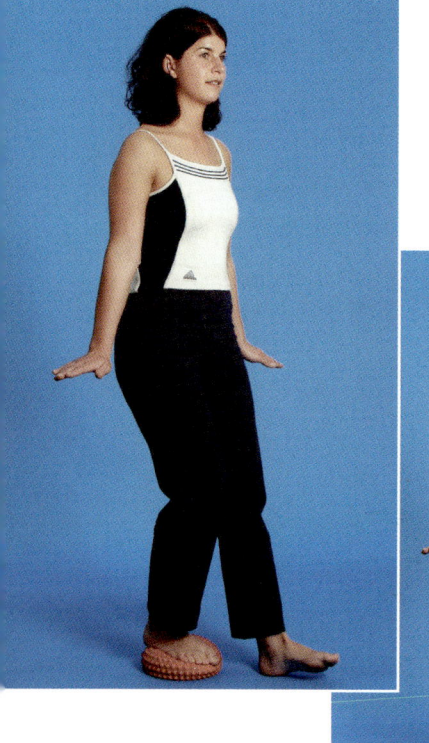

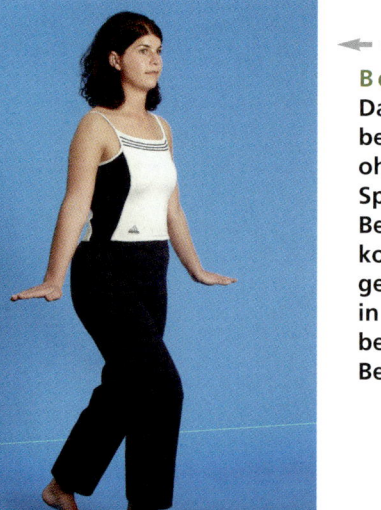

Beinaktivität
Das Vor- und Zurückbewegen kann mit und ohne Bodenkontakt des Spielbeines erfolgen. Beim dosierten und kontrollierten Nachgeben des Standbeines in eine leichte Kniebeuge ist unbedingt die Beinachse zu beachten!

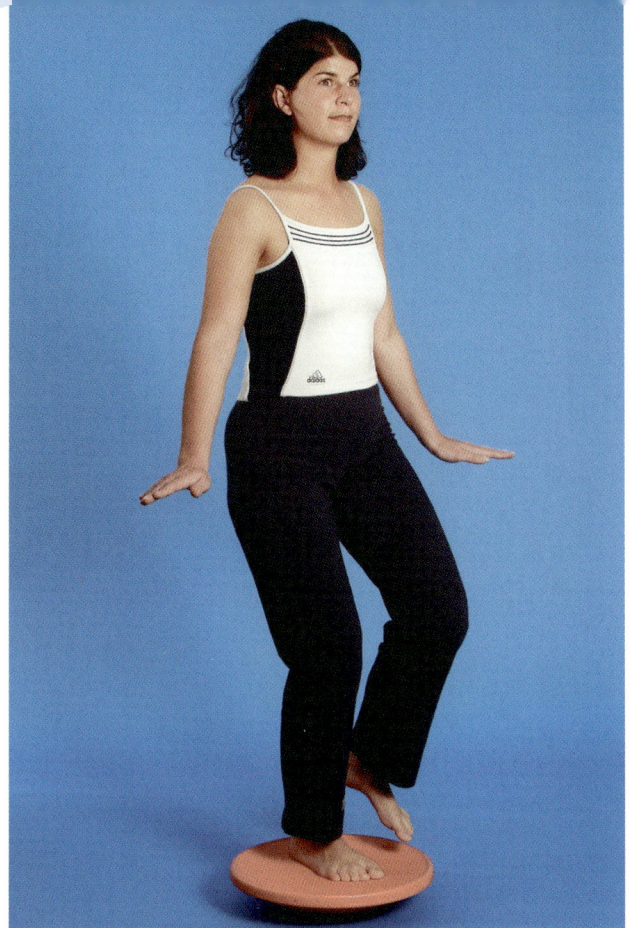

Kreisel
Trotz der harten Standfläche ist die Arbeit auf dem Kreisel eine höchst wacklige Angelegenheit. Anzustreben ist eine zentrale Positionierung des Standbeinfußes. Dies erlaubt neben dem möglichst ruhigen Stand auch kontrollierte Kippbewegungen des Kreisels.

Es ist unbedingt auf eine ruhige Haltung des aufrechten Oberkörpers zu achten! Die Übungen können wiederum mit und ohne Schuhe und gegebenenfalls unter Zuhilfenahme von Stäben durchgeführt werden.

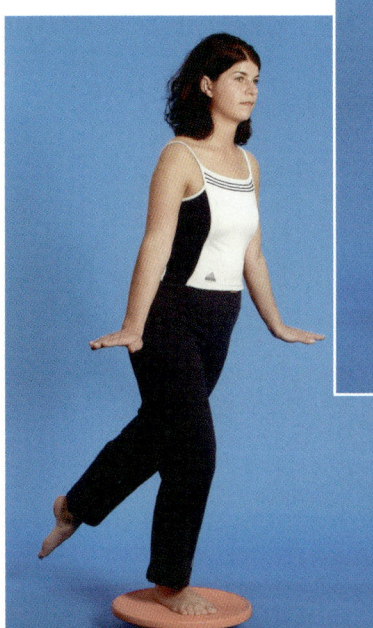

- - - - - - →
Armaktivität
Sowohl die Haltung als auch die Bewegungen der Arme, mit und ohne Gerät beeinflussen den Stand auf einem Bein.

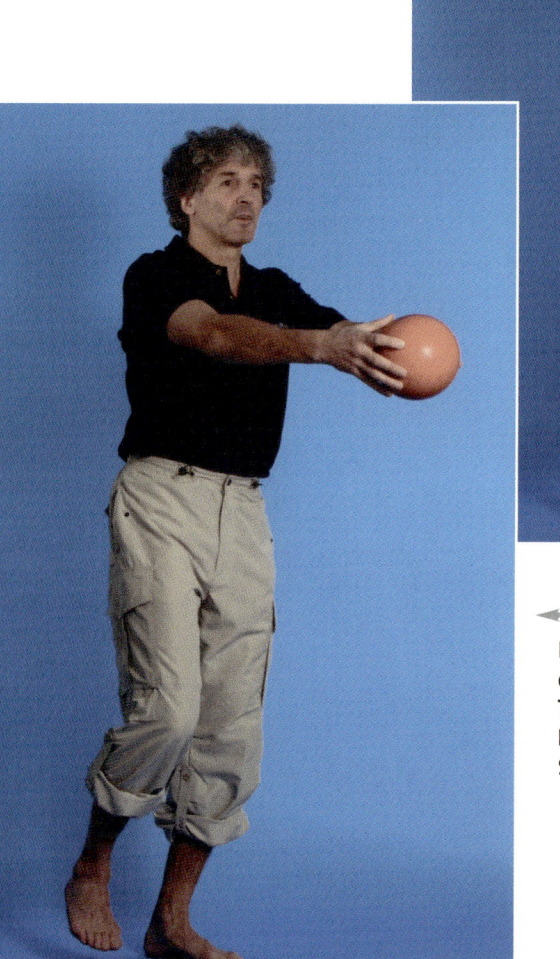

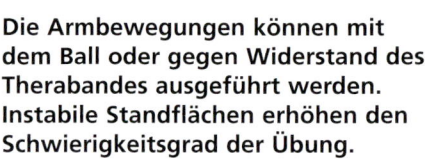

Die Armbewegungen können mit dem Ball oder gegen Widerstand des Therabandes ausgeführt werden. Instabile Standflächen erhöhen den Schwierigkeitsgrad der Übung.

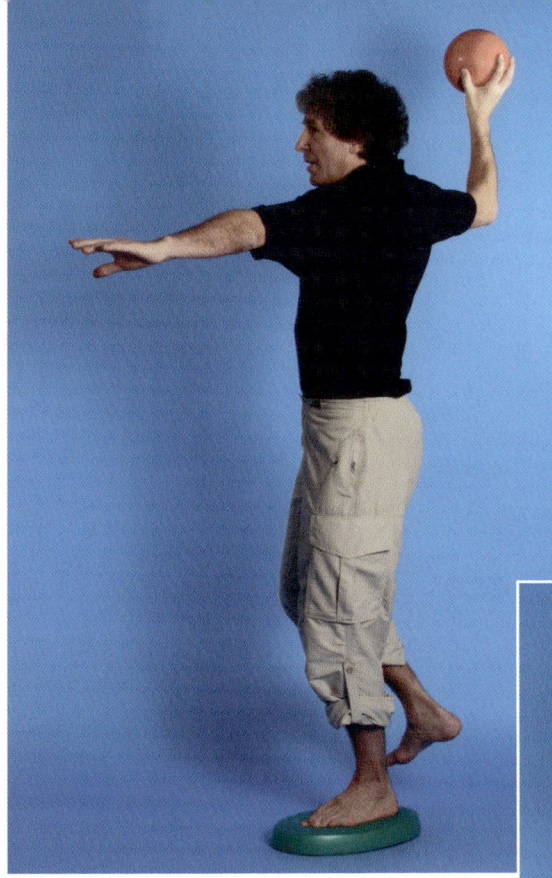

Ball

Übungen mit dem Ball eignen sich besonders für die Gruppe, können aber auch einzeln oder zu zweit ausgeführt werden. Die Bewegung erfolgt beid- oder einarmig.

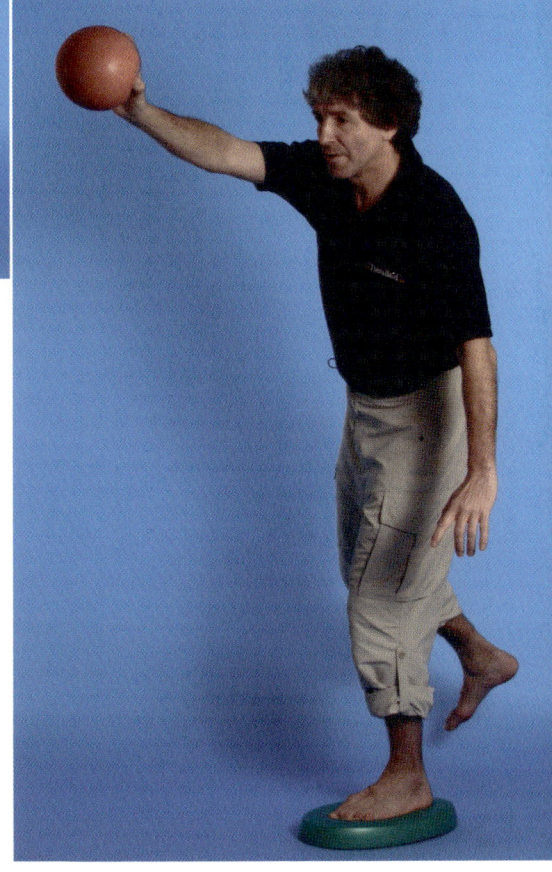

Die Armbewegung vollzieht sich beispielsweise von unten nach oben, in der Waagerechten als Druckpass mit Gewichtsverlagerung nach vorn oder als Ausholbewegung mit entsprechender Drehbelastung auf das Standbein.

Übungen mit Partner

Kleingeräte, Weichbodenmatte, Minitrampolin und andere instabile Unterlagen sind Sportgeräte, mit denen einzeln, zu zweit und in der Gruppe trainiert werden kann. Einfache und komplexe Übungsformen mit oder ohne Gerät und die Kombination verschiedener Ausgangsstellungen verbessern Kraft, Ausdauer und Koordination. Sie fördern Entspannung und in besonderem Maße den Spaß an der Bewegung und am gemeinsamen Handeln.

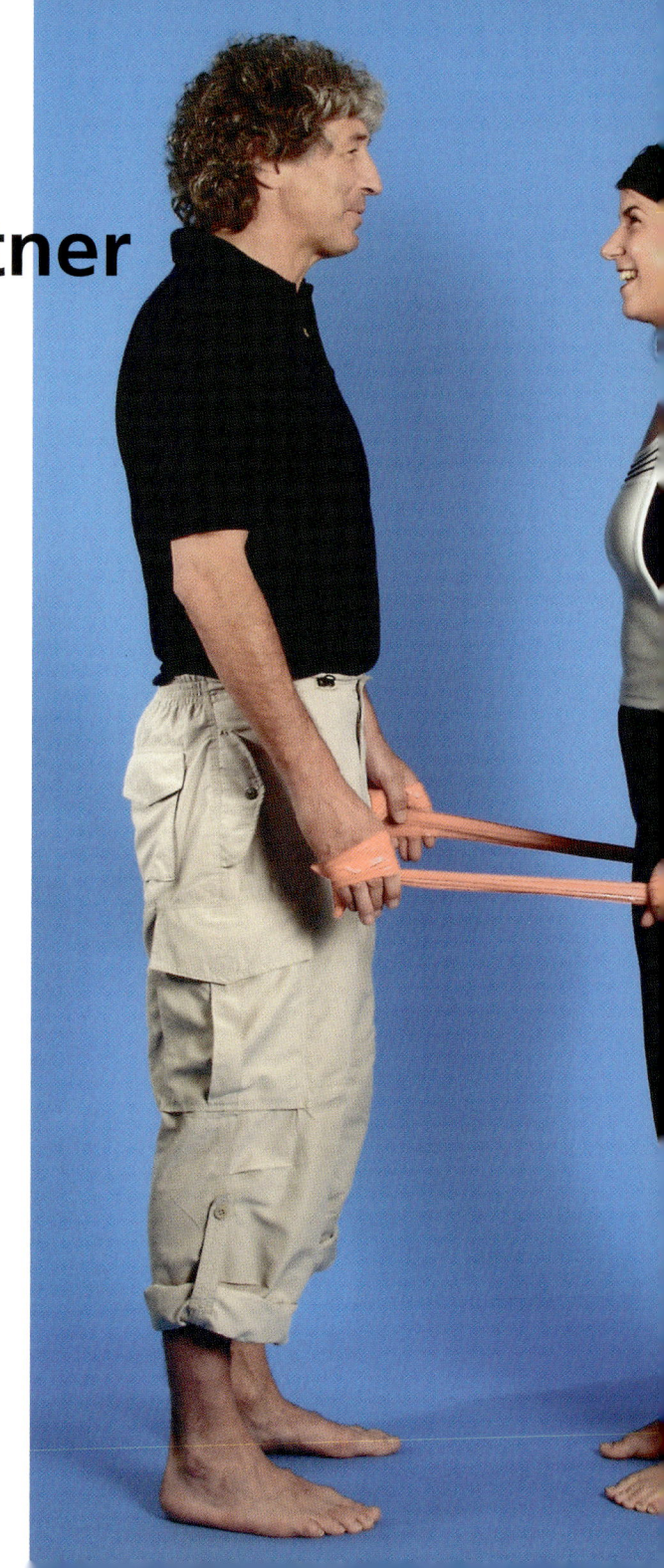

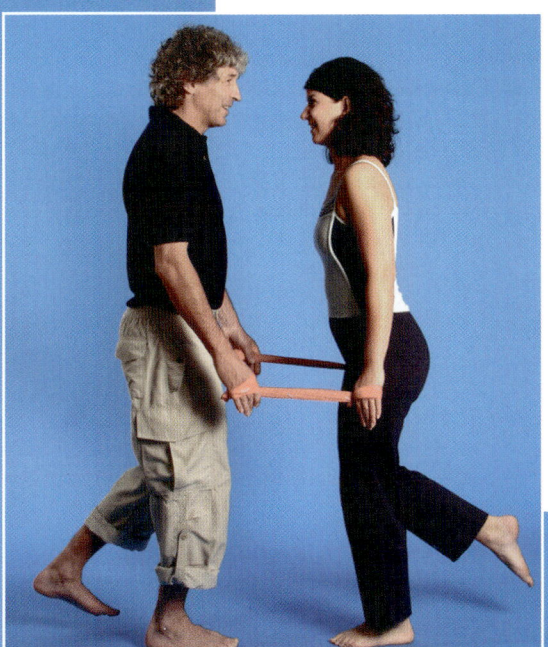

Theraband
Das Training mit dem Theraband lässt sich einzeln aber auch sehr gut zu zweit ausführen. Die gesteigerte Motivation sollte dann einhergehen mit dem notwendigen Verantwortungsbewusstsein gegenüber der Belastbarkeit des Partners.

Bei guter Vorspannung des Bandes wird der typische Einbeinstand eingenommen. Die leichte Kniebeugung und die aufrechte Körperhaltung wird während der Armbewegung nach hinten beibehalten.

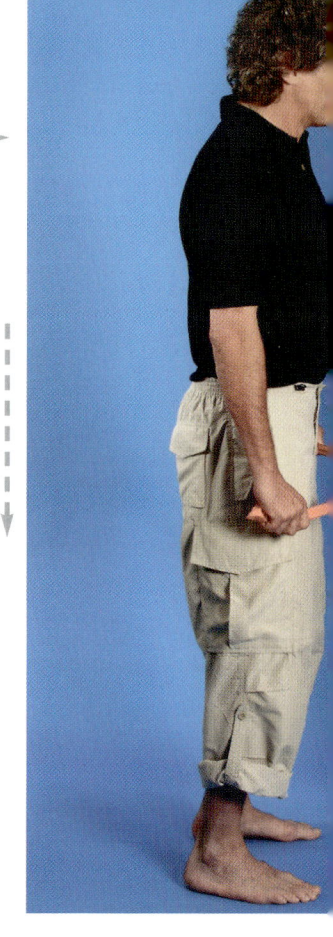

Ausgangsstellung
Die Bewegung der Arme kann wahlweise nach vorn oder hinten, parallel oder diagonal, nach oben oder unten und ein- oder beidarmig erfolgen. Einige Wiederholungen im sicheren Zweibeinstand dienen der Vorbereitung der koordinativ anspruchsvolleren Arbeit im Einbeinstand.

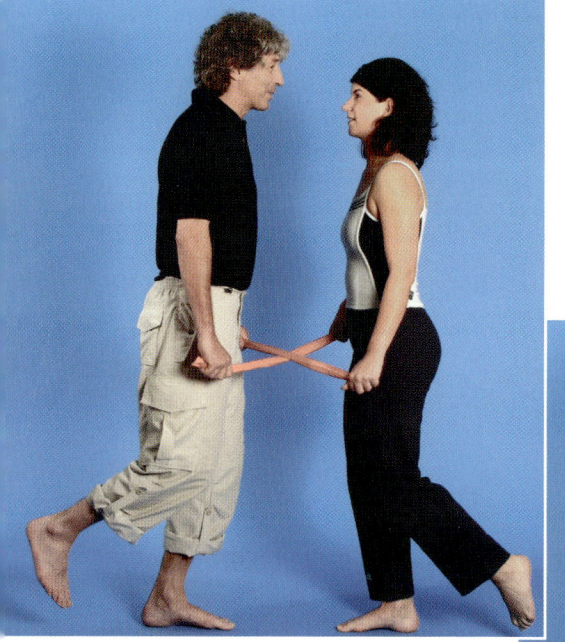

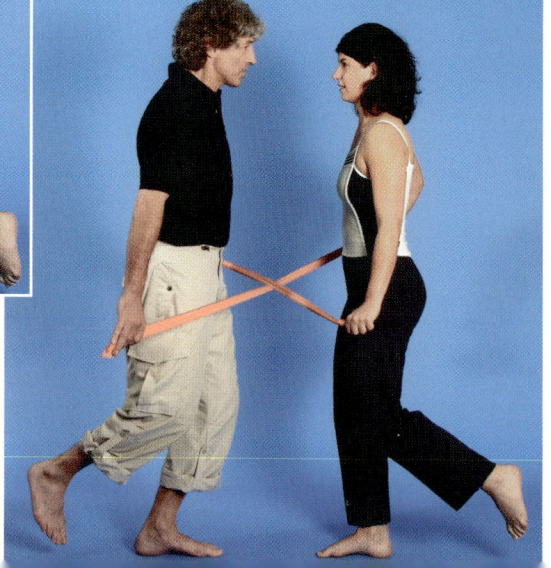

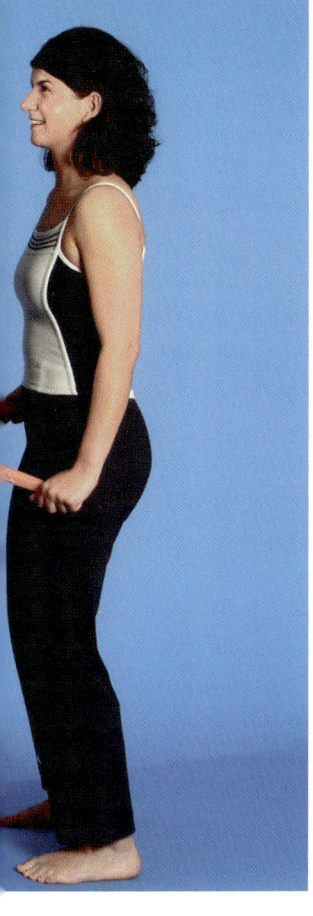

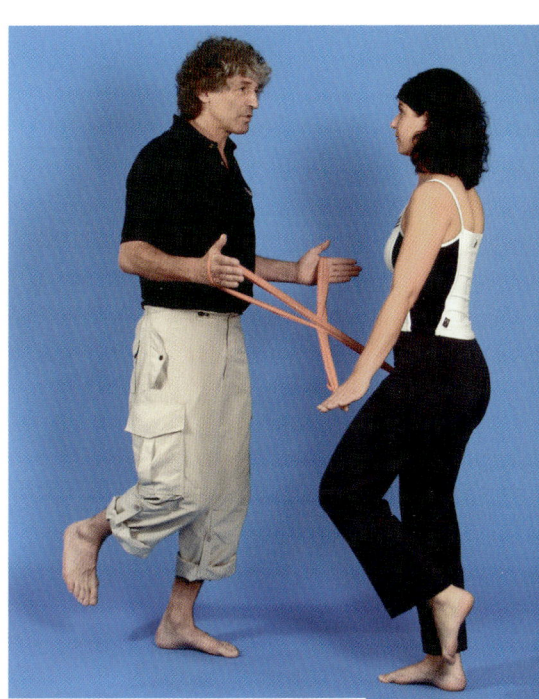

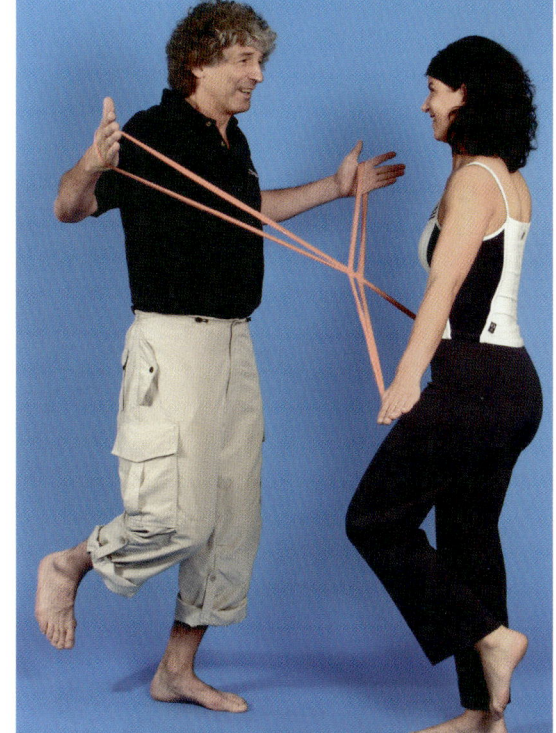

Armaktivität

Die aufgezeigten Übungen im Einbeinstand verbessern in erster Linie die Koordination und Kraft des Standbeines. Eine gesteigerte Bewegungsgeschwindigkeit der Arme regt das Herz-Kreislaufsystem an. Zugrichtung und Vorspannung des Bandes bestimmen die muskuläre Beanspruchung.

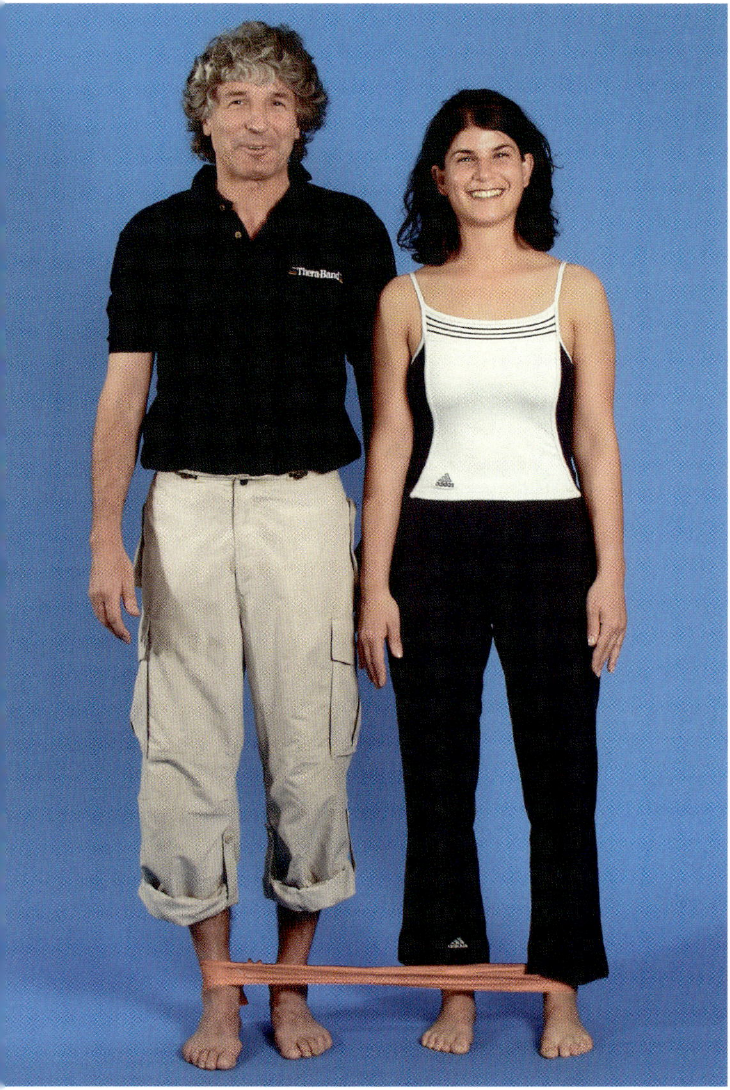

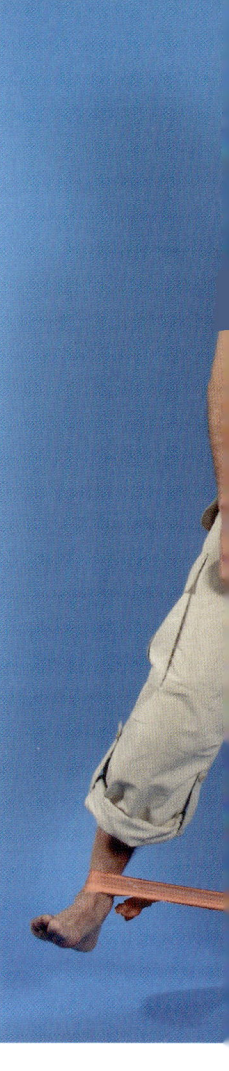

Beinaktivität
Die spezifische
Belastungsdosierung
ergibt sich aus den
unterschiedlichen
Bewegungsaufträgen
des Spielbeines der
beiden Partner.
Während beispiels-
weise er das Spielbein
nach außen bewegt
variiert sie ihre
Spielbeinaktivität:

Ausgangsstellung
Das Band wird so um Fuß oder Ferse gelegt, dass
ein verrutschen nach oben verhindert wird. Die
Spannung des Bandes ist zu Beginn gering zu halten
und kann zunehmend gesteigert werden. Ziel der
folgenden Übungen ist die Kräftigung von Spiel- und
Standbein sowie die Verbesserung der Koordination
des Standbeines.

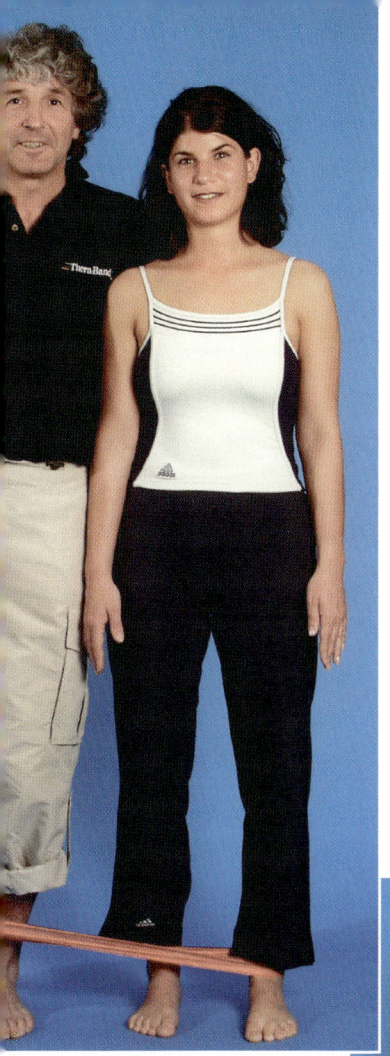

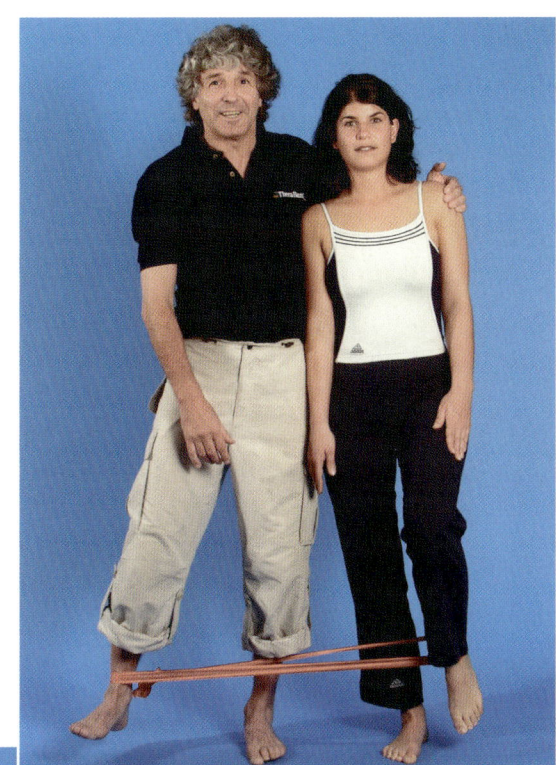

- - - - - - - ➤

Sie kann den Boden-
kontakt des Spiel-
beines beibehalten, das
Spielbein abheben und
die Position gegen den
Bandwiderstand halten
oder ihr Spielbein zeit-
lich und kräftemäßig,
auf den Partner abge-
stimmt, ebenfalls nach
außen bewegen.
Das Stand- und Spiel-
bein ist dabei in leichter
Kniebeugung zu halten!

Sport bei Hüftarthrose und Hüftendoprothese

Die Frage, ob durch Sport eine erhöhte Lockerungsrate hervorgerufen wird, wurde in der Vergangenheit kontrovers diskutiert. Der sportbedingte Trainingseffekt auf die gelenkschützende Muskulatur, sowie auf das knöcherne Prothesenlager scheint bei vernünftiger sportlicher Betätigung die Haltbarkeit von Kunstgelenken zu begünstigen, während Inaktivität und Übergewicht eher Risikofaktoren für eine vorzeitige Prothesenlockerung darstellen.
Unbedingte technische Voraussetzungen sind:

- **die Widerstandsfähigkeit des Knochenlagers**
- **die korrekte und stabile Verankerung der Implantate und**
- **der luxationsfreie Bewegungsumfang.**

Für die Sportfähigkeit muss weiterhin die Beherrschung der Technik und das spezifische Bewegungsmuster der sportlichen Belastung berücksichtigt werden, gegebenenfalls müssen Modifikationen erfolgen. Hohe Beschleunigungen und Abbremsen, sowie Belastungen, die Stöße, Biege- und Drehmomente enthalten, sollten so weit wie möglich vermieden werden.

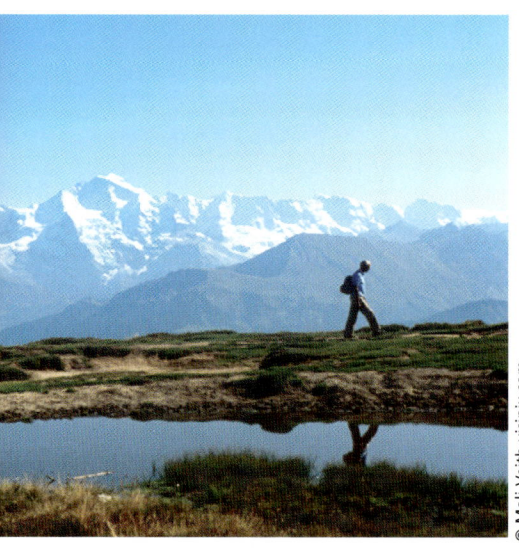

© Mali Veith-visipix.com

Beim Gehen beträgt die Belastung des Hüftgelenks mit steigender Geschwindigkeit das 2,5–5fache des Körpergewichts (KG), beim Laufen bis zum 5–6fachen KG und beim Treppenauf/absteigen das 5–6fache KG.

Besonders geeignete Sportarten
- **Wandern**
- **Walking**
- **Aquajogging**
- **Schwimmen**
- **Skilanglauf klassisch/skaten**
- **Radfahren/Heimtrainer**
- **Gymnastik**
- **Rudern**
- **Paddeln**

Bedingt geeignete Sportarten
- **Jogging**
- **Golf**
- **Tischtennis**
- **Kegeln**

Wenig geeignete Sportarten
- **Alpiner Skilauf**
- **Tennis**
- **Ballspiele**
- **Reiten**
- **Leichtathletik (Sprung)**

Haben Sie noch Fragen?

Weitere Informationen zu
- Individueller Beratung Ihrer Probleme
- Speziellen Übungen und Testverfahren
- Gründungsmöglichkeiten einer Hüftgruppe
- Seminaren und Workshops mit den Autoren G. Haupt und PD Dr. T. Horstmann
- Der zertifizierten Ausbildung „orthopädische Hüftschule" in Zusammenarbeit mit dem Zentralverband der Krankengymnasten (BW) am

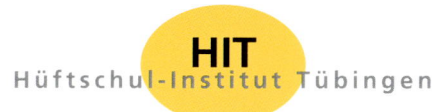

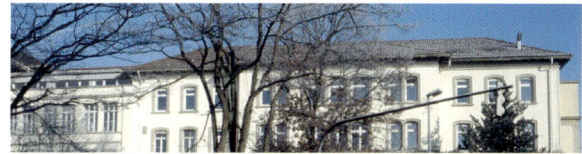

erhalten Sie bei:

Abteilung Sportmedizin
Medizinische Klinik und Poliklinik
Eberhard-Karls-Universität Tübingen
Silcherstraße 5
72076 Tübingen
thomas.horstmann@med.uni-tuebingen.de
Telefax: 00 49-(0) 70 71-29 51 62

Die Hüftgruppe in Ihrer Nähe finden Sie unter:
www.hueftschule.de

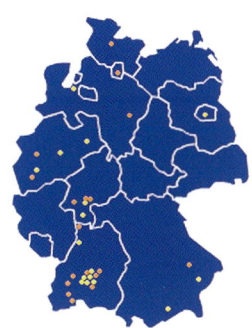

Bitte melden Sie uns neu entstandene Gruppen!

Heute führt der überall harte und flache Boden dazu, dass wir passiv gehen und uns in den Schritt hineinfallen lassen. Als Folge werden Gelenke übermäßig belastet, und Teile der Muskulatur nicht mehr aktiviert. Dies kann zu verschiedenen Beschwerden führen. Ein Teufelskreis aus Schonung, Überlastung und Schmerzen beginnt.

Das Prinzip vom MBT – back to the roots

Der MBT lässt unsere flachen Alltagsböden natürlich uneben wirken. Er ist das Gegenteil eines Schuhs, weil er weder stützt, führt, noch dämpft. Stattdessen bewirkt er eine Dehnung, Kräftigung und Koordinationsverbesserung des Muskelapparates. Dadurch werden Belastungen auf Rücken und Gelenke gedämpft und Verspannungen gelöst. Der MBT sieht zwar optisch aus wie ein Sportschuh, trotzdem ist er eigentlich ein Trainingsgerät, das sowohl im Alltag, wie auch im Sport eingesetzt werden kann. Die für den MBT neu entwickelte Sportart Rolltraben oder Rolljogging erzielt wesentlich wirksamere Trainingeffekte als Jogging oder Walking und ist gleichzeitig gelenkschonender.

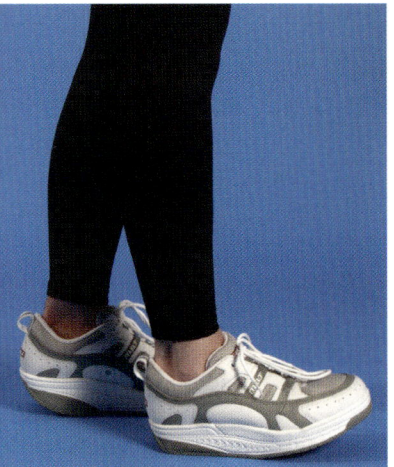

Mittelfuß-Balancieren, Ausschnitt aus der „Kombiübung" (sog. MBT-Lernübungen)

Die Funktionsweise von MBT

Die Funktionsweise ist vergleichbar mit dem Balancieren eines Balls unter dem Fuß. Durch die erhöhte Reiz-Antwort an den Fuß, kann die Muskulatur leichter adäquat reagieren. Beim Aufsetzen des MBT auf den Boden findet ein Abrollen aus einer Negativstellung statt, d. h. der Körper wird nicht nach oben abgestoßen, sondern das Bein wird nach hinten gezogen. Dadurch entsteht eine Vordehnung der Wadenmuskulatur. Das Aufrichten des Körpers, das Balancieren auf dem Mittelfuß und das Ziehen des Schrittes nach hinten provoziert eine Rotation, die sich durch den ganzen Körper zieht. Hauptwirkungsweise: Physiologische Mittelfußbelastung – Streckung des Körpers – Rotation mittels funktioneller Beckenmechanik.

Geeignet ist MBT für Personen mit
• Rücken-, Hüft-, Bein- und Fußbeschwerden
• Gelenk-, Muskel-, Bänder- und Sehnenschmerzen
• Becken und Wirbelsäulenbeschwerden

Für wen kommt der MBT besonders in Frage?
• Therapieresistente PatientInnen
• PatientInnen, die aus Zeitmangel eine alternative Therapiemethode suchen (Training und Wohlbefinden ohne zusätzlichen Zeitaufwand)

- PatientInnen, die eine Alternative zur medikamentösen, chirurgischen und manuellen Behandlung wünschen
- Generell als Alternative zu orthopädischen Einlagen, d. h. die Fuß- und Bein-muskulatur trainieren anstatt sie zu führen, zu stützen und zu dämpfen
- Nach Rücken, Knie-, Hüft-, Bänder- und Sehnen-operationen zur Verbesserung der Koordination, der Beweglichkeit, der Durchblutung und der Kraft
- Bei Arthrose der Gelenke werden Beschwerden bei der richtigen Anwendung des MBT gelindert, weil die Gelenke weniger stark durch Stöße gereizt werden
- Ferner bei Diabetes zur Verbesserung der Durch-blutung (Förderung der Kollateralbildung in der Peripherie)

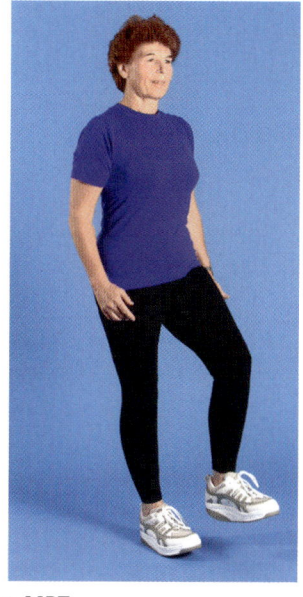

Der MBT ist der ideale Begleiter für viele Sportarten. Er beugt u. a. Verletzungen vor und vervielfacht die Effektivität des Trainings. Eine schnellere Regene-ration und Verbesserung der Durchblutung wissen Sportler ebenfalls zu schätzen. Rolltraben ist eine extrem rücken- und gelenkschonende, muskelent-spannende, kreislaufaktivierende und angenehme Art von Bewegung. Rolltraben ist die Grundtechnik für eine verbesserte Muskulatur im Alltag, ist aber auch gleichzeitig Basis für zahlreiche sportliche Übungen.

Einbeinstand im MBT Koordination- und Kräfti-gungsübung für Rücken- Hüft- und Fußmuskulatur

Wo kann man den MBT kaufen und wie wendet man ihn an?

Natürlich gehen im MBT, Haltungsschulung

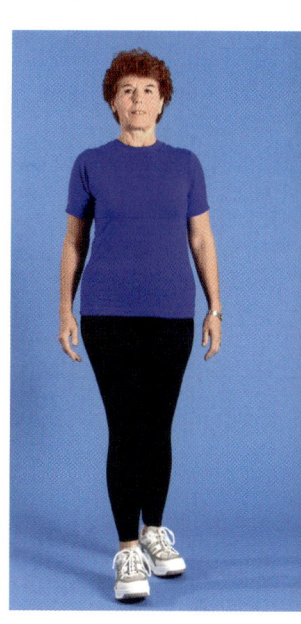

Es gibt bundesweit Händler, die den MBT zum Kauf anbieten. Beim Kauf erhalten Sie eine Instruktion (sog. Kombiübung) vom Händler, sowie eine Gebrauchsanweisung und einen Gut-schein. Mit diesem können Sie einen Einführungskurs in Gruppenform bei einem MBT-Lehrer besuchen. Die Verände-rung der Haltung und damit der Belastung des Körpers, kann Reaktionen hervorrufen. Um ein optimales Ergebnis für Sie zu erzielen, können wir den Besuch eines solchen Kurses nur empfehlen. Dort haben Sie die Möglichkeit, die richtige Anwendung unter professioneller Anleitung zu erlernen und Sie erhalten bei Problemen oder Fragen stets eine kompetente Antwort. Den MBT-Lehrer in Ihrer Nähe erfragen Sie beim Händler bzw. finden Sie unter: www.swissmasai.com

Literatur

Bisherige Veröffentlichungen zur Thematik:

Horstmann T., G. Haupt, P. Koch, F. Mayer, G. Jörger, H.C. Heitkamp: Sporttherapeutisches Konzept für Patienten mit Koxarthrose oder Hüftendoprothese – Die Tübinger Hüftsportgruppen. Krankengymnastik 51 (1999), 1870-1878.

Horstmann T.: Sportfähigkeit bei Arthrose und nach endoprothetischer Versorgung. Sportorthop – Sportverl 16.1 (2000), 26-29.

Horstmann T., G. Jörger, H.C. Heitkamp, F. Mayer, E. Winter, H.-H. Dickhuth: Auswirkungen von Hüftsport auf das Gangbild, Kraftverhalten und Lebensqualität von Koxarthrotikern. Akt Rheumatol 26 (2001), 162-168.

Horstmann T., K. Röcker, S. Vornholt, A.M. Niess, H.C. Heitkamp, H.-H. Dickhuth: Konditionelle Defizite bei Coxarthrose- und Hüftendoprothesen-Patienten. Dtsch Z Sportmed 53 (2002), 17-21.

Küsswetter W.: Endoprothetik und körperliche Belastung. Dtsch Z Sportmed 49 (1998), 249-251.

Martini F., T. Horstmann, J. Knak, F. Mayer, J. Zacher: Die Bedeutung der präoperativen Physiotherapie vor einer Hüfttotalendoprothesen-Versorgung bei Coxarthrose. Akt Rheumatol 22 (1997), 69-74.

Ettinger W.H., R. Burns, S.P. Messier, W. Applegate, J. Rejeski, T. Morgan, S. Shumaker, M.J. Berry, M. O`Toole, H. Monu, T. Craven: A randomized trial comparing aerobic exercise and resistance exercise with a health education program in older adults with knee osteoarthritis. J Am Med Ass 277 (1997), 25-31.

Fisher N.M., D.R. Pendergast: Application of quantitative and progressive exercise rehabilitation to patients with osteoarthritis of the knee. J Back Musculoskel Rehabil 5 (1995), 33-53.

Kuster M.: Exercise recommendations after total joint replacement. Sports Med 32 (2002), 433-445.

Haupt G., T. Horstmann: Hüfttherapie mit dem Theraband. Physiother. 1 (2003).